AF462929

MÉMOIRE

SUR LES

LÉSIONS ANATOMIQUES DU REIN

DANS L'ALBUMINURIE

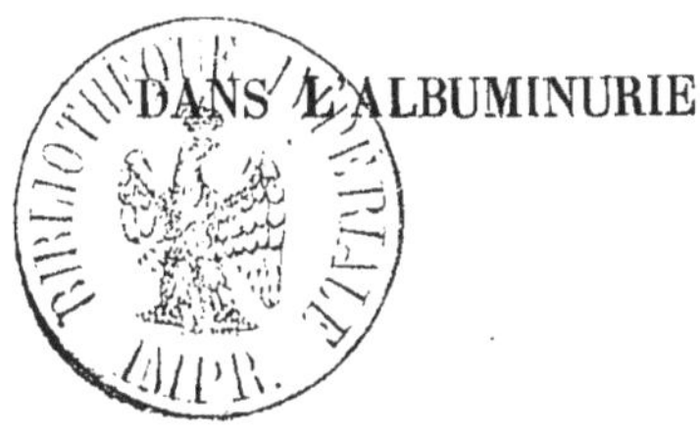
BIBLIOTHÈQUE IMPÉRIALE IMPR.

Paris. — Imprimerie de E. MARTINET, rue Mignon, 2.

MÉMOIRE

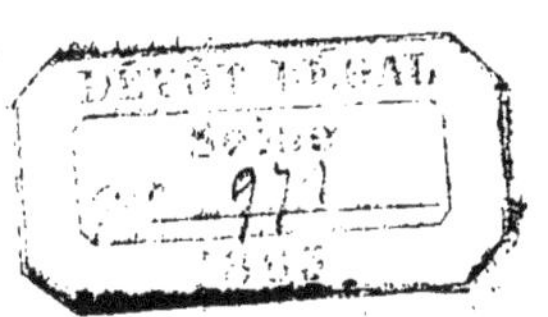

SUR LES

LÉSIONS ANATOMIQUES DU REIN

DANS L'ALBUMINURIE

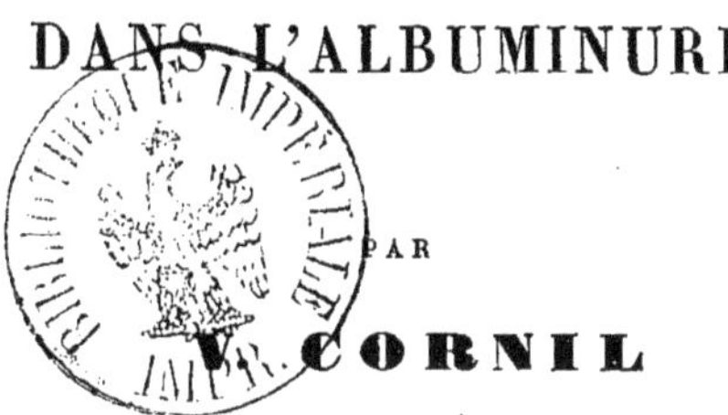

PAR

V. CORNIL

DOCTEUR EN MÉDECINE

Ancien interne lauréat des hôpitaux et hospices civils de Paris,
Membre titulaire de la Société de biologie et de la Société médicale d'observation,
Membre adjoint de la Société anatomique.

PARIS

GERMER BAILLIÈRE, LIBRAIRE-ÉDITEUR

RUE DE L'ÉCOLE-DE-MÉDECINE, 17

Londres — Hipp. Baillière, 219, Regent street

New-York — Baillière Brothers, 440, Broadway

MADRID, C. BAILLY-BAILLIÈRE, PLAZA DEL PRINCIPE ALFONSO, 16

1864

1865

MÉMOIRE

SUR LES

LÉSIONS ANATOMIQUES DU REIN

DANS L'ALBUMINURIE

§ I. Notre unique but est d'étudier les conditions anatomiques de l'albuminurie. Nous aurions voulu pouvoir présenter en même temps et la structure du rein, et les conditions physiologiques du passage de l'albumine dans les urines (1); mais à l'époque de rénovation scientifique où nous vivons, avec la facilité qu'ont les savants de publier et de contrôler leurs travaux, ceux-ci se pressent et se succèdent avec une telle rapidité qu'un pareil cadre eût fourni matière à un gros volume. Par exemple, Henle (2) annonce en 1862 que le rein est composé de deux systèmes de canalicules différents : les uns qui

(1) Les conditions physiologiques et pathologiques de l'albuminurie ont été parfaitement exposées par M. le docteur Sée dans ses leçons cliniques à l'hôpital des enfants malades en 1860 et 1861. Je suis heureux de rendre ici justice à l'érudition et à la critique éclairée de ce savant maître, et de dire que mes recherches personnelles m'ont amené à des conclusions concordant, pour tous les points fondamentaux, avec les opinions émises dans ces leçons. La classification donnée par M. Sée diffère de celle que je propose, par la forme plus que par le fond. Voici la classification de M. Sée que j'emprunte à la thèse de M. Fournier sur l'urémie (thèse d'agrégation 1863, page 67 et suivantes). Les formes de la maladie de Bright sont : *a*, la forme aiguë qui est exsudative, caractérisée par des exsudats fibrineux des tubuli avec desquamation épithéliale ou hémorrhagique, lorsqu'à ces lésions se joignent des ruptures des capillaires (scarlatine, état puerpéral, etc.) ; *b*, les formes chroniques de la maladie de Bright qui sont ; 1° la dégénération graisseuse ; 2° la dégénérescence amyloïde ; 3° l'atropie du rein.

(2) J. Henle, *in Golting. Nachricht*, 1862, n°s 1 et 7 ; *Zur Anatomie der Niere*, 1862, et *Systemat. Anatomie*, t. II, 2e livraison, 1864.

s'ouvrent au sommet des papilles des cônes de Malpighi, sont larges, se divisent en pénétrant dans la substance corticale, possèdent un épithélium cylindrique, et n'ont aucun rapport avec les capsules des glomérules; c'est le système des canalicules ouverts. Les autres plus petits, naissent de la capsule du glomérule avec laquelle ils sont en continuité, descendent dans la substance médullaire jusqu'auprès du sommet des papilles, mais ils ne s'y ouvrent pas, se recourbent sur eux-mêmes et, suivant un trajet rétrograde, reviennent dans la substance corticale, où ils se terminent en se continuant avec la capsule d'un autre glomérule. Ils forment des festons entre les glomérules et possèdent un épithélium plus petit que les précédents et arrondi; c'est le système des canaux fermés. Ainsi Henle décrit dans le rein deux portions différentes dans leur structure, l'une sécrétante, l'autre excrétante, comparables aux deux portions glycogénique et biliaire de l'organe hépatique. Depuis cette révolution tentée par Henle, un grand nombre de micrographes ont contrôlé ses résultats, principalement Frey, Hyrtl, Kölliker, Luschka, Zawarikin et Ludwig, Colberg, Sweigger-Seidel, Odhenius, Roth, Kollmann, et tout récemment Chrzonszezwsky (1); les uns niant, les autres affirmant, si bien que les questions en litige sont loin d'être résolues.

S'il en est ainsi de la structure du rein qui nous paraissait il y a peu de temps, faite et parfaite, à plus forte raison en est-il de même de la physiologie, basée sur l'histologie, et surtout des conditions qui favorisent la filtration de l'albumine. Cette physiologie, en effet, qui est plus complexe dans ses moyens d'expérimentation, plus difficile à interpréter que l'histologie pure, a donné lieu aussi à une foule de travaux dont on trouvera l'analyse dans l'excellent article de M. Jaccoud (2). Aussi ne voulons-nous pas entrer dans les questions de physiologie que soulève la question, car nous ne sommes pas en mesure de donner des conclusions basées sur des expériences personnelles, et trop souvent, dans les expériences empruntées à autrui, ce point là même fait défaut qu'on tiendrait le plus à voir élucidé. Par exemple, les découvertes de Graham sur la dyalise nous expliquent parfaite-

(1) *Archiv für path. Anatomie*, t. XXXI, p. 153, 1864.

(2) Jaccoud, article ALBUMINURIE du *Nouveau dictionnaire de médecine pratique* de J. B. Baillière, t. I, 2e livraison, 1864.

ment pourquoi l'albumine ne passe pas du sérum du sang dans l'urine à travers les membranes des capillaires et des cellules épithéliales du rein dans l'état normal, tandis que les sels filtrent naturellement : d'un autre côté, la filtration de l'albumine a été obtenue, par presque tous les physiologistes, par l'augmentation de pression du sang sur les vaisseaux qui le contiennent, par la ligature des veines rénales, de l'aorte, les embolies rénales, etc. Mais dans tous ces cas de passage de l'albumine au travers des membranes des capillaires et des cellules, savons-nous exactement si ces membranes, si ces cellules étaient normales, et connaissons-nous leurs altérations? Il y a sur ce point capital et sur un grand nombre d'autres beaucoup de problèmes à résoudre, beaucoup d'expériences à faire que nous nous proposons un jour de tenter.

Nous nous bornerons aujourd'hui à présenter d'une façon succincte la description des lésions qu'on trouve à l'autopsie des malades qui avaient de l'albumine dans les urines pendant la vie. Nous croyons être utiles en donnant cette description, car au milieu des opinions contradictoires émises depuis quelques années sur la pathogénie de ce symptôme, en présence du nombre considérable d'écrivains qui l'ont étudié depuis la découverte de Bright, il paraît difficile que le lecteur puisse s'orienter, s'il ne peut pas par lui-même étudier pratiquement la question.

Depuis nos premiers examens microscopiques de reins malades, faits à l'Institut anatomo-pathologique du professeur Virchow, à Berlin, nous n'avons jamais laissé passer, sans les étudier au microscope, d'altérations de ces organes. Et si nos observations ne diffèrent pas pour les points principaux des travaux de Reinhardt (1), Frerichs (2), Virchow (3), Robin (4), Gübler (5), Rosens-

(1) Reinhardt, *Deutsche Klinik*, 1849, n° 5, et *Annalen der Charite zu Berlin*, 1850.

(2) Frerichs, *Bright's Krankheit*, 1851.

(3) Virchow, *Die Parenchymatose Entzundung* (*Archiv für path. Anat.*, t. IV, 1852).

(4) Ch. Robin, *Gazette des hôpitaux*, 1855.

(5) M. Gübler qui a vérifié l'un des premiers en France les opinions de Reinhardt admet que l'albuminurie résulte toujours d'un excès absolu ou relatif d'albumine dans le sang, et qu'en même temps existe toujours une altération rénale, hypérémie ou lésion de l'épithélium. (Leçons inédites faites en 1856.)

tein (1), etc., au moins pouvons-nous les présenter avec toute l'assurance que donne un travail de plusieurs années.

Nous avons sous les yeux, pour rédiger ce travail, quarante observations d'albuminurie avec examen microscopique du rein ; c'est à peine la moitié des cas que nous avons vus et dont nous n'avons pas conservé de note écrite : *dans tous* (2), *quelque faible que fût la quantité d'albumine qui passât dans les urines, nous avons toujours trouvé une lésion du parenchyme rénal constante, appréciable au microscope et à l'œil nu.*

Pour apprécier les lésions des reins, comme de tous les autres organes parenchymateux, tels que le foie, les poumons, la rate, etc., l'examen microscopique, en effet, est indispensable. Sans lui on ne peut reconnaître que les changements de forme, de couleur, de dureté, de densité, de poids, tous caractères physiques qui restent absolument lettre morte si l'on ne sait pas à quelle modification des éléments de l'organe ils répondent. Il est vrai que, lorsqu'on a pratiqué souvent l'examen microscopique dans une série de faits analogues, on arrive à reconnaître et à décrire les caractères fournis par l'œil nu qui permettent de savoir tout d'abord à quelle modification de structure intime des éléments on a affaire ; mais il faut avant tout avoir fait ces examens microscopiques ; et c'est à cette condition expresse qu'on doit de pouvoir caractériser à l'œil nu des états pathologiques qui, loin d'avoir été compris sans elle, n'auraient probablement jamais été vus.

Une question se présente tout d'abord, à savoir quel nom on doit conserver aux maladies du rein dans lesquelles l'albumine passe dans les urines : devons-nous lui donner le nom du médecin anglais à qui revient l'honneur d'avoir le premier rapproché le symptôme de la lésion rénale? Nous ne croyons pas pouvoir le faire, car la dénomi-

(1) Rosenstein (Sigmund), *Die Pathol. und Therapie der Nieren-Krankheiten.* Berlin, 1863.

(2) Nous supposons qu'on ne confondra pas avec l'albuminurie vraie les cas ou le sang sera mêlé à l'urine, lui donnera une couleur rouge ou rosée, ou tout au moins produira dans le fond du verre un dépôt riche en globules rouges. L'urine contiendra alors de l'albumine provenant du sérum du sang, bien qu'il n'y ait pas toujours une lésion des cellules épithéliales. Il est bien entendu que nous n'entendons pas parler de ces faits.

nation de maladie de Bright est loin d'être regardée pas tous les médecins comme synonyme d'albuminurie; il en résulterait une confusion dans les termes. Et, comme d'un autre côté, nous espérons prouver que l'albumine ne passe jamais dans l'urine, dans l'état pathologique, sans une lésion matérielle des reins, nous préférons nous servir des termes anatomo-pathologiques qui représentent ces lésions.

A l'exemple de M. Rayer et de tous les anatomo-pathologistes allemands, nous emploierons le mot de néphrite albumineuse; mais en faisant cette restriction que nous ne voulons pas donner à la terminaison *ite* qui implique l'idée d'inflammation, une valeur plus grande que celle qui résulte des travaux scientifiques récents. On applique, en effet, en anatomie pathologique le mot inflammation à une multitude d'états différents. Ainsi, en laissant même de côté les phénomènes qui se passent dans les tissus privés de vaisseaux, tels que la cornée et les cartilages, le phlegmon du tissu cellulaire, caractérisé par de la congestion, avec hypergénèse de noyaux et leucocythes, diffère de la pneumonie aiguë, caractérisée par de la congestion avec exsudation de fibrine et leucocythes. Cette dernière est toute différente de la pneumonie lobulaire, c'est-à-dire congestion, hypergénèse de cellules épithéliales, et leucocythes. Dans les inflammations des muqueuses, nous pouvons ne trouver, associée à la congestion, qu'une hypergénèse de cellules épithéliales : ainsi, le liquide en apparence purulent qui remplit les trompes et l'utérus dans ce qu'on appelle l'inflammation de ces cavités, ne renferme habituellement que des cellules cylindriques et très-rarement des leucocythes. Si dans tous ces états, on veut faire ressortir les phénomènes communs, on voit qu'ils consistent dans une augmentation de pression des liquides nutritifs (quelle que soit d'ailleurs sa cause le plus souvent inconnue), dans l'extravasation de ces liquides hors des vaisseaux, et dans une activité nutritive et formatrice exagérée des éléments cellulaires de la partie affectée.

Malheureusement pour le terme classique, ces phénomènes ne s'appliquent pas seulement à l'inflammation, mais aussi à presque toutes les tumeurs, cancer, tubercule, etc. L'anatomie pathologique, éclairée par l'histologie, mène fatalement à l'une ou à l'autre des deux conséquences suivantes, soutenues par d'éminentes autorités, ou à supprimer complétement le mot inflammation (Robin), ou à l'appliquer à presque toute la pathologie (Virchow).

Cette dernière conséquence est évidemment forcée; elle s'appuie sur une hypothèse dont la réalité n'est pas démontrée, l'irritabilité propre des cellules, et elle a contre elle l'étiologie et la thérapeutique.

Nous croyons, avec M. Robin, que le mot inflammation pourrait complétement disparaître de nos cadres pathologiques, mais si on le conserve comme terme de transition destiné à être rayé plus tard, rien ne s'oppose à ce qu'on l'applique aux altérations des reins dans l'albuminurie; nous y trouvons, en effet : une augmentation de pression du sang qui fait transsuder des parties liquides du sérum, qui distendent les cellules épithéliales, des modifications de nutrition, une hypergénèse de ces cellules suivie de métamorphoses rétrogrades, et des exsudats particuliers de nature protéique dans l'intérieur des tubes urinifères (cylindres hyalins).

Cela posé, nous entrerons immédiatement dans la description anatomo-pathologique, et nous étudierons successivement : 1° *la congestion rénale;* 2° *la néphrite albumineuse passagère;* puis 3° *les formes persistantes de la néphrite albumineuse* qui peut être : *a*, *simple;* *b*, *compliquée d'altérations athéromateuses des vaisseaux;* *c*, de ces mêmes altérations athéromateuses avec *les granulations* du deuxième degré de l'affection décrite par Bright (quatrième degré de M. Rayer) ; *d*, de *l'altération dite amyloide* des vaisseaux. Nous examinerons dans un chapitre spécial l'étude microscopique des *sédiments de l'urine* dans ces cas, et nous terminerons par l'indication des lésions rénales qui peuvent compliquer l'albuminurie, bien qu'elles ne la produisent pas, telles que : la *néphrite interstitielle*, les *kystes du rein*, les *infarctus fibrineux*, les *dépôts calcaires* et *uriques*, les *foyers purulents*, les *granulations tuberculeuses* ou *cancéreuses*.

§ II. *Hypérémie du rein.* L'augmentation de pression du sang dans les vaisseaux des glomérules, dans les capillaires et les veines du rein, telle qu'on peut la produire artificiellement en physiologie, et qu'on l'observe en pathologie dans les maladies du cœur et des poumons, peut donner lieu au passage de l'albumine dans l'urine. Mais, cette hypérémie est à elle seule insuffisante, et bien souvent nous avons trouvé à l'autopsie de malades dont les urines ne contenaient pas d'albumine pendant les dernières heures de la vie, des reins qui offraient tous les caractères d'une congestion très-marquée. Leur surface de section, en effet, était rougie par le sang, et après l'avoir lavée, on voyait se dessiner, sous forme de lignes rouges, les artérioles, et sous forme de points rouges, les glomérules. En examinant des tranches de pareils reins à un faible grossissement, on voyait tout le système sanguin aussi bien qu'après l'injection la plus pénétrante. Les artérioles, les glomérules, le système capillaire si serré qui sépare les tubuli étaient remplis de sang; souvent la capsule des glomérules était distendue elle-même par un liquide coloré en rouge par la matière colorante du sang. Cette même matière colorante se retrouvait parfois sous forme de pigment rouge ou de cristaux d'hématoïdine, dans la capsule des glomérules ou dans le tissu connectif du pourtour des vaisseaux, ce qui indiquait une congestion durant déjà depuis un certain temps; et cependant il n'y avait aucune lésion des cellules épitheliales et il n'y avait pas eu d'albumine dans les urines. Il faut donc, pour que la stase sanguine produise l'albuminurie, qu'un autre élément morbide vienne s'y ajouter; c'est l'altération des cellules épithéliales, que nous étudierons bientôt et qui se rencontre constamment dans tous les cas d'albuminurie. Cette lésion même des cellules épithéliales, est, il est vrai, dans ce cas, consécutive à la stase sanguine, absolument de la même façon que les catarrhes de l'intestin peuvent se développer par la stase sanguine du sang de la veine-porte, ou les catarrhes bronchiques par la gêne du retour du sang des veines pulmonaires au cœur lorsque ce dernier est malade.

L'hypérémie peut être artérielle ou veineuse; elle est artérielle par exemple, lorsqu'une tumeur du bassin, l'utérus en gestation notamment, comprime l'aorte et détermine par cela même une augmentation de la pression du sang dans les artères rénales; elle est d'origine veineuse, lorsqu'à la suite des maladies des orifices du cœur, le sang s'accumule et stagne dans le système veineux. C'est surtout l'hypérémie veineuse prolongée qui cause l'albuminurie, et dans ces cas, surtout lorsqu'ils sont la suite de maladies du cœur, on observe en outre des lésions des cellules épithéliales, une induration du rein, une hyperplasie du tissu conjonctif sur laquelle nous reviendrons en étudiant la néphrite interstitielle.

L'hypérémie du rein joue un grand rôle dans les formes passagères et persistantes de la néphrite albumineuse, non-seulement dans le premier degré de cette maladie, mais pendant tout son cours. Nous reconnaissons, en effet, pendant la vie, qu'il existe une congestion du rein, à l'examen des urines qui sont colorées par l'hématine et donnent par la chaleur et par l'acide nitrique employés isolément un précipité qui ne tarde pas à prendre une couleur grise ou gris noirâtre. Dans le dépôt de ces urines, nous trouvons des globules rouges plus ou moins décolorés et presque toujours aussi des cylindres fibrineux englobant dans leur intérieur des globules rouges. Toutes les fois que les urines présentent ces caractères, on est en droit de diagnostiquer une hypérémie rénale. La présence des cylindres fibrineux est un bon signe pour différencier la congestion rénale de la congestion ou de l'hémorrhagie de la vessie. Eh bien, souvent dans le cours d'une maladie de Bright chronique, les malades se plaignent de pesanteur dans les régions lombaires; si l'on examine leurs urines et qu'on reconnaisse les caractères ci-dessus mentionnés, l'existence des globules rouges et de cylindres fibrineux contenant des globules sanguins; que les dépouilles des tubes, les cylindres hyalins et leurs cellules épithéliales soient aussi colorés en jaune par l'hématine ou contiennent des granulations jaunes de pigment sanguin, on aura la preuve qu'il s'est fait une congestion du côté des reins. Un pareil état dans le cours de la néphrite albumineuse est d'habitude passager et ne se prolonge pas au delà de quelques jours, mais il peut revenir souvent.

§ III. *Néphrite albumineuse passagère.—Nephritis catarrhalis* [*Virchow* (1) *Rosenstein* (2)]. On sait que dans un grand nombre d'empoisonnements, par les cantharides, par l'acide sulfurique (Leyden et

(1) Les idées de Virchow sur ce sujet ont été reproduites par Nieman (*De inflammatione renum parenchymatosa*, Berlin, 1848), et par lui dans son *Mémoire sur l'inflammation parenchymateuse* (*Archiv für Pathol. Anat.*, t. IV, 1852, p. 261-325).

(2) Siegmund Rosenstein, *Die Pathologie und Therapie der Nieren-Krankheiten*. Berlin, 1863.

Munck) (1), par le plomb (Olivier) (2), etc., et que dans beaucoup de maladies fébriles, l'érysipèle, la pneumonie, la scarlatine, le choléra, le typhus, la fièvre typhoïde (3), etc., et surtout dans l'état et la fièvre puerpérales, l'urine contient à certaines périodes de ces maladies, irrégulièrement et pendant peu de temps, des traces plus ou moins apparentes d'albumine. Le précipité albumineux obtenu par l'action de la chaleur et de l'acide nitrique est le plus souvent un simple nuage opalin, rarement un précipité plus abondant. L'examen microscopique du dépôt formé au fond du verre à expérience, montre des cellules rénales altérées, des cylindres épithéliaux (fig. 8) et des cylindres hyalins (fig. 9).

A l'autopsie de ces malades, les reins offrent, dans tous les cas où l'albumine filtrait dans les urines, une lésion qui peut très-bien passer inaperçue, et qui pour être comprise exige l'interprétation que lui donne l'examen microscopique.

Les reins examinés à l'œil nu ont habituellement leur volume normal; quelquefois cependant ils sont augmentés de volume, généralement ils sont flasques, à moins qu'ils ne soient en même temps fortement hypérémiés, ce qui est rare. Après les avoir dépouillés de leur membrane d'enveloppe, leur surface paraît gris blanchâtre et isse; les veines de la surface (étoiles de Verheyen) sont habituellement congestionnées. Sur une surface de section, la substance corticale, quelquefois plus large qu'à l'état normal, est gris blanchâtre et opaque. En regardant avec attention la coupe de la substance corticale, on voit de petites bandes parallèles entre elles, perpendiculaires à la surface du rein, qui possèdent la coloration gris blanchâtre opaque

(1) Leyden et Munck, *Maladie du rein dans l'empoisonnement par l'acide sulfurique* (*Archiv für Path. Anat.*, t. XXII, p. 237, 1861).

(2) Ollivier, thèse inaugurale. Paris, 1863.

(3) L'état du rein dans la fièvre typhoïde a été étudié depuis longtemps. On en rouvera une excellente description dans Griesinger (*Pathol. und Therapie*, von Virchow, 2e vol., 2e partie, 1857), dans la relation de l'épidémie de Breslau par Ebers (*Gunzburg's Itsshr.* IX, 1858) et dans un article de Buhl (*Bayer. ärtzl.* Intell. Bl. 1861). Nous avons insisté sur ces lésions du foie et du rein de la fièvre typhoïde dans des remarques lues à la suite d'une observation donnée en 1862 à la Société médicale d'observation (*Recueil des travaux de la Société médicale d'observation*, fascicule XII, 1859-1863, p. 778). Tout récemment M. Chedevergne a décrit aussi ces lésions des reins dans son excellente thèse sur la fièvre typhoïde. (Thèse inaugurale, 1864.)

dont nous venons de parler, et qui sont séparées les unes des autres par les artérioles droites et les glomérules de Malpighi, le plus souvent injectés. Ces petites bandes étroites se dirigent de la base de la pyramide de Malpighi à la surface du rein. Les pyramides de Malpigh sont de couleur rouge acajou bruni, et fortement congestionnées (congestion veineuse). En râclant la surface de section de la substance corticale, et en pressant sur le sommet des pyramides de Malpighi, on obtient un liquide opaque, blanchâtre, qui ressemble au premier abord à du pus. Dans certains cas, lorsque la maladie est due, par exemple, à un empoisonnement par les cantharides ou à une pyélocystite primitive, les calices et le bassinet présentent à leur surface le même liquide puriforme ou même des exsudats fibrineux, en même temps qu'un épaississement et une injection anormaux de leur muqueuse.

Tel est l'examen de ces reins à simple vue : ils ne diffèrent du rein normal que par une coloration grise et une certaine opacité de la substance corticale. Nous reviendrons sur ces caractères, et sur plusieurs états de rein, soit physiologiques, soit morbides, qui pourraient être confondus avec le précédent, et nous allons d'abord donner son examen microscopique.

Comme tous les changements portent sur les cellules épithéliales, il importe de rappeler que M. Ch. Robin (1) en admet quatre variétés à l'état normal : 1° des épythéliums nucléaires ; 2° des cellules sphériques à un ou plusieurs noyaux ; 3° des cellules prismatiques ; 4° des cellules pavimenteuses. C'est cette dernière forme qui prédomine dans le rein. Ces cellules forment les gaînes des tubes ; elles sont finement granuleuses, et leurs granulations se foncent lorsqu'on y ajoute de l'eau (Kölliker), d'où il est bon de les examiner sans l'addition de ce liquide. Il est essentiel aussi d'être prévenu que tous les reins, même les plus normaux, possèdent un certain nombre de tubes, rares à la vérité, dont les cellules épithéliales sont granuleuses et contiennent même des granulations ou gouttelettes graisseuses. Une autre particularité très-importante, c'est qu'à l'état normal les tubes urinifères contiennent souvent à leur

(1) Ch. Robin, *Mémoire sur l'épithélioma du rein* (*Gazette des hôpitaux*, 1855).

centre, dans la lumière vide située à l'intérieur de leur revêtement épithélial, les coagulations de matière protéique appelées improprement cylindres fibrineux. M. Robin insiste avec raison sur ce point dont j'ai pu apprécier plusieurs fois l'exactitude, notamment chez une malade de la Salpêtrière dont l'urine, non albumineuse, contenait un petit nombre de cylindres hyalins, et dont les reins examinés peu de jours après étaient complétement normaux, aussi bien au microscope qu'à l'œil nu. Il était nécessaire de présenter ces remarques préliminaires qui, tout en prévenant contre des causes d'erreurs difficiles à éviter au début des études microscopiques, établissent en outre que l'état pathologique n'est autre chose qu'un état physiologique exagéré, et généralisé au lieu d'être partiel.

Si maintenant nous examinons à la lumière directe et à un grossissement de 40 à 60 diamètres des coupes minces faites à l'état frais sur la substance corticale d'un des reins dont nous venons de donner la description à simple vue, nous verrons que presque tous les tubes urinifères paraissent plus foncés qu'à l'état normal ; ils sont blancs et opaques à la lumière réfléchie. Il faut les étudier ainsi sur des coupes, afin d'apprécier la proportion des canalicules altérés. La cause de cette opacité des tubes nous est révélée par des grossissements plus forts de 200 à 300 diamètres, qui les montrent remplis et distendus par des granulations fines brillantes, situées dans les cellules épithéliales et autour d'elles. Ces granulations sont de nature protéique au début, et s'effacent presque complétement par l'acide acétique ou par la soude; mais on en voit aussi en grand nombre à la fin du processus, qui sont réfringentes et jaunes, plus grosses que les précédentes, qui résistent même à la soude, et ne se dissolvent que par l'action de l'éther : ce sont des granulations graisseuses. Ce sont généralement les tubes contenant des cellules sphériques ou pavimenteuses qui présentent cette altération.

Cette production de granulations de nature protéique ou graisseuse en grande abondance dans l'intérieur des tubes nous explique parfaitement pourquoi chacun d'eux en particulier paraît plus opaque, et pourquoi la coupe de la substance corticale paraît aussi plus opaque, plus blanche, à simple vue qu'à l'état normal.

Les vaisseaux des glomérules ne sont pas altérés, non plus que tout le système vasculaire: on y trouve seulement de la stase sanguine, dans le plus grand nombre des cas. (Voy. § II.)

C'est la substance corticale qui est le plus gravement atteinte, comme du reste, dans toutes les lésions du rein qui coexistent avec l'albuminurie; c'est dans cette substance, en effet, qu'existent les glomérules et les tubuli contorti qui sont les parties les plus actives de la glande au point de vue de sa fonction. Les tubes droits et la substance des pyramides sont plus spécialement destinés à l'excrétion et ne servent guère que de lieu de passage aux produits épithéliaux altérés de la substance corticale lorsqu'ils sont éliminés avec l'urine.

L'examen microscopique du liquide ressemblant au pus qu'on fait suinter au sommet des cônes ou qu'on obtient en râclant la substance corticale, montre qu'il n'y a jamais de globules de pus, mais seulement des cellules épithéliales du rein, plus ou moins altérées, et des cylindres épithéliaux granuleux ou hyalins (fig. 8, 9, 10 et 11). Les cellules épithéliales, qu'on peut de cette façon étudier isolées, sont gonflées, généralement sphériques; elles ont doublé ou triplé de volume (fig. 4, *e*) ; et mesurent jusqu'à 0,024 dans leur plus grand diamètre; elles sont remplies par un liquide contenant des granulations protéiques qui se dissolvent en partie par l'acide acétique et laissent souvent apercevoir deux ou un plus grand nombre de noyaux. C'est l'état décrit par Virchow sous le nom de tuméfaction trouble et rapporté par lui à l'inflammation parenchymateuse, c'est-à-dire portant sur les parenchymes composés de cellules. Ces cellules peuvent aussi devenir vésiculeuses (Robin), c'est-à-dire se transformer en une petite vessie pleine d'un liquide contenant des granulations. A la fin du processus morbide, les cellules épithéliales présentent des granulations graisseuses. Quant aux cylindres granuleux et hyalins, nous les étudierons plus tard.

Cette altération de l'épithélium rénal (tuméfaction trouble suivie de dégénérescence graisseuse) est exactement la même dans cette forme de néphrite albumineuse passagère ou catarrhale que dans la forme que nous décrivons dans le paragraphe suivant sous le nom de néphrite albumineuse persistante ou parenchymateuse. C'est la condition essentielle, indispensable, du passage de l'albumine de l'urine, et chaque fois que l'albuminurie existe pendant la vie, on trouve cette lésion des cellules. Mais dans la forme que nous décrivons actuellement, la lésion des cellules paraît plus directement que dans la seconde sous la dépendance d'une cause étrangère au parenchyme rénal; elle semble être secondaire à une augmentation de pression du sang dans le système vasculaire rénal, ou à une altération du sang ; elle disparaît avec la cessation de la cause qui la produit, et elle est, comme l'albuminurie, de courte durée. En d'autres termes, cette forme, si l'on excepte des cas rares liés à la scarlatine ou à l'état puerpéral, n'a aucune tendance à se terminer par une albuminurie persistante.

Comme l'apparence à l'œil nu du rein dans la néphrite albumineuse passagère est très-voisine de son état normal, nous croyons indispensable de rapporter les causes d'erreur qui pourraient empêcher de la reconnaître; on pourrait, en effet, confondre sa couleur blanchâtre, qui la fait désigner par M. Rayer sous le nom d'anémie inflammatoire, avec la décoloration de l'anémie simple; on pourrait aussi la confondre avec l'état du rein dans les cancers utérins (1); mais dans ces deux cas, le tissu rénal a conservé la semi-transparence qu'il possède à l'état normal, et il suffit d'être prévenu de la possibilité de cette erreur pour l'éviter ; il n'y a du reste pas de changements des cellules dans ces cas.

Dans une série d'états physiologiques, on trouve dans la substance corticale, surtout à son union avec les pyramides, des parties blanchâtres et opaques, plus souvent chez les enfants et les vieillards que chez les adultes. Mais cette modification de la couleur du rein est partielle, elle est due à ce qu'un nombre de tubes plus considérable qu'à l'état normal est remplie de cellules granuleuses, en dégénération, en desquamation physiologiques, sans qu'il y ait pour cela passage d'albumine dans les urines. On peut comparer cet état du rein chez les vieillards avec ce qui a lieu dans le foie, où la partie périphérique de l'îlot hépatique est généralement formée de cellules chargées de graisse. Enfin, on voit aussi parfois chez l'adulte, dans des conditions physiologiques mal déterminées, une décoloration partielle de la substance corticale avec un certain degré d'opacité, et alors les tubes urinifères sont remplis par de l'épithélium nucléaire

(1) Voy. notre *Mémoire sur les tumeurs épithéliales du col utérin* (*Journal de Physiol.*, 1864, p. 654).

BIBLIOTHÈQUE IMPÉRIALE

non granuleux. Dans ce cas, l'opacité relative des tubes est due à leur remplissage complet par des éléments plus petits qu'à l'état normal, et l'on ne pourra acquérir de certitude sur la nature de leur contenu qu'à l'aide de l'examen microscopique.

Pour faire des observations concluantes dans ces albuminuries passagères, il faut avant tout examiner les urines tous les jours et même deux fois par jour: car l'albumine peut n'être appréciable que pendant ving-quatre ou quarante-huit heures, c'est-à-dire entre deux examens restés négatifs. Et si, dans de pareils cas ou le symptôme albuminurie aurait échappé, on trouvait à l'autopsie l'altération rénale que nous venons de décrire, on pourrait en contester la valeur. Aussi devons-nous prévenir le lecteur que des produits épithéliaux altérés, en dégénération granulo-graisseuse, peuvent n'avoir pas été évacués des tubes qu'ils remplissaient, bien que l'albumine ne passe plus dans les urines.

Nous pourrions accumuler ici un très-grand nombre d'observations de néphrite passagère ; nous nous contenterons de donner en résumé la suivante :

Obs. I.—Steeler, âgée de soixante-dix-huit ans, entre le 31 mars 1863 à l'infirmerie de la Salpêtrière, salle Saint-Luc, n° 10, service de M. le docteur Charcot. Cette femme se portait très-bien lorsque le 31 mars, après avoir lavé son linge et dîné comme d'habitude, elle a été prise à onze heures du soir, d'un frisson et d'un point de côté. A son entrée le 31 mars, on constate tous les signes d'une pneumonie (crachats rouillés, râle crépitant et souffle dans l'aisselle droite, fièvre). Les urines, claires, présentent un léger énéorème, et donnent par l'acide nitrique et la chaleur un précipité opalin d'albumine. La pneumonie s'étend le 1er et le 2 avril, et les urines contiennent toujours de l'albumine. L'examen microscopique du dépôt montre des cylindres épithéliaux et des cylindres hyalins. La malade est prise de délire dans la journée du 2 avril, et elle meurt le 3 avril à une heure de l'après-midi. Le traitement avait consisté en ventouses scarifiées et potions à l'ipéca. On n'avait mis de vésicatoire qu'après la visite du 3 avril.

Autopsie faite le 5 avril. Hypertrophie concentrique du ventricule gauche, caillots fibrineux récents du cœur droit. La plèvre droite est couverte d'une exsudation fibrineuse, molle et récente, correspondant à la partie hépatisée. L'hépatisation occupe les trois quarts inférieurs du lobe supérieur du poumon droit. Les lobes moyen et inférieur sont seulement congestionnés. Sur la coupe de la partie hépatisée qui est friable, on voit du pus épais, bien lié qui s'écoule en nappe par la pression et le raclage. La surface de section est grise et granuleuse. Les petites bronches contiennent des coagulations fibrineuses molles. Le poumon gauche est congestionné, ainsi que la trachée et les bronches.

Le foie est normal, la rate petite.

Le rein gauche est gros, lisse à sa surface, de coloration blanc jaunâtre. Sur une coupe, la substance corticale est épaisse et un peu opaque. Les pyramides sont injectées. Au microscope, les tubuli contorti de la substance corticale sont de volume normal ou un peu augmentés; le plus grand nombre d'entre eux est opaque à un faible grossissement. A un grossissement plus fort (300 diamètres), ils sont remplis de cellules finement granuleuses et la plus grande partie de ces granulations se dissout par l'addition de soude caustique. D'autres granulations un peu plus grosses, jaunes et brillantes (graisseuses) persistent.

Le rein droit est atrophié et présente de petits kystes. La substance corticale y est mince, atrophiée, mais de même coloration jaunâtre que le rein gauche.

§ IV. *Néphrite albumineuse persistante* (*nephritis parenchymatosa, diffuse, desquamative nephritis*). — Nous conservons la dénomination de néphrite albumineuse (Rayer), ou parenchymateuse (Reinhardt) parce qu'elle est actuellement employée par le plus grand nombre des auteurs, et que d'ailleurs on peut comparer jusqu'à un certain point, ainsi que l'a fait Reinhardt, la maladie de Bright à certaines formes de la pneumonie. Le mot de néphrite desquamative, dont se servent Johnson et la plupart des auteurs anglais, nous paraît mauvais, parce que, bien qu'une partie du contenu des tubes urinifères soit éliminé avec les urines (fait, du reste, qu'on trouve également à l'état normal), il semble que, d'après cette dénomination, les canaux urinaires soient moins remplis qu'à l'état normal, tandis qu'ils sont au contraire distendus dans les premiers degrés de l'affection par l'épithélium altéré. Nous ne voudrions pas davantage nous servir du terme stearose, qui n'exprime qu'un degré de regression de l'exsudat intra-cellulaire, et qui s'applique mieux à l'état du rein dans l'empoisonnement par le phosphore où l'albumine filtre rarement avec les urines. Le mot de cirrhose du rein employé par Hecht (*De renibus in morb. Bright. degener.* Diss. in Berol. 1839), et par Henle, est également impropre (*Handb. der rat. Path.* Bd. II, p. 306. Brunswig, 1848), car l'hypergénèse du tissu conjonctif qui caractérise la cirrhose du foie est rare dans le rein et n'existe que dans la dernière période de la maladie de Bright, tandis qu'au contraire elle est assez fréquente comme processus isolé sans lésion des cellules épithéliales ni albuminurie dans les reins des vieillards. Dans ces cas, en effet, le rein peut être atrophié avec prédominance de sa trame fibreuse, absolument comme on l'observe dans les mêmes conditions physiologiques au sommet des poumons (induration liée souvent à un emphysème atrophique ou sénile). La cirrhose du rein ou néphrite insterstitielle ne se lie à l'albuminurie que très-rarement, si ce n'est dans les maladies du cœur.

La néphrite albumineuse persistante se distingue de la néphrite passagère, parce qu'elle cause habituellement pendant la vie de l'œdème des extrémités et de la face, et que le précipité obtenu dans les urines est beaucoup plus considérable, bien qu'il soit rarement floconneux.

Elle est essentiellement constituée par la tuméfaction trouble des cellules des tubes urinifères de la substance corticale remplis d'un exsudat protéique granuleux, qui se convertit en granulations graisseuses et amène consécutivement l'atrophie des cellules et des tubes urinifères. A son état de simplicité la plus grande, la lésion des cellules est la seule qu'on observe; et comme c'est cette lésion simple qu'on trouve le plus souvent à l'autopsie des albuminuriques; que, d'un autre côté, il n'est pas démontré qu'elle se fût compliquée fatalement d'altérations des vaisseaux alors même que le malade eût continué à vivre longtemps, nous nous croyons autorisé à en faire une forme distincte. Plus rarement on observe, en même temps que la néphrite parenchymateuse, une altération granulo-graisseuse des parois des petites artères et des capillaires (athérome), ou l'altération des vaisseaux dite amyloïde, ou cette forme d'atrophie du rein et des granulations qui constitue le quatrième degré de la néphrite albumineuse de M. Rayer. Dans tous ces cas existe toujours la même lésion des cellules épithéliales (infiltration granuleuse et graisseuse); mais comme il est bien démontré par un nombre considérable d'autopsies que l'athérome des petites artères, par exemple, est bien distinct de l'altération amyloïde, et ne se mélange pas avec elle; que d'un autre côté ces lésions des vaisseaux peuvent exister sans les granulations de la maladie de Bright, on est en droit d'en faire des formes distinctes de la néphrite parenchymateuse en rapport avec les conditions de la maladie et son intensité, et non simplement les divers degrés d'un même processus morbide.

Aussi décrirons-nous isolément les formes suivantes :

1° La néphrite albumineuse simple ;

2° La néphrite albumineuse avec altération graisseuse des vaisseaux ;

3° La néphrite albumineuse avec l'altération des vaissaux appelée amyloïde.

Ces deux dernières peuvent présenter des granulations.

Première forme. Néphrite albumineuse simple. — Parfois sa cause nous échappe, mais souvent elle succède à l'impression du froid et de l'humidité, à la fatigue, comme à la suite d'un long voyage dans de mauvaises conditions hygiéniques, et elle peut alors être considérée comme rhumatismale par sa cause (Reinhardt). Très-souvent elle est sous la dépendance d'une affection constitutionnelle comme la scrofule, la tuberculisation, la goutte ou bien de la pneumonie aiguë et chronique, de maladies du cœur, de l'alcoolisme, etc.

Au point de vue des lésions microscopiques, on peut lui considérer deux degrés qui sont les suivants : *a*, hypérémie et exsudation ; *b*, infiltration graisseuse.

a. Le premier degré, de congestion et d'exsudation, est simplement l'exagération des altérations que nous avons décrites dans le paragraphe III. Les reins sont augmentés de volume aux dépens de la substance corticale ; la capsule qui se détache aisément laisse voir, après décortication préalable, la surface rénale d'un rouge brun, congestionnée uniformément ou par plaques. Les glomérules de Malpighi sont rouges, ainsi que les artérioles et les étoiles veineuses de Verheyen. Ces vaisseaux peuvent être dilatés (Reinhardt) : lorsque la congestion n'est plus uniforme, on voit en même temps que les plaques rouges, des plaques jaunâtres, opaques, qui donnent à la surface du rein un aspect marbré sur une coupe ; la substance corticale, qui est le plus altérée, présente la même coloration gris jaunâtre, les mêmes points rouges (glomérules de Malpighi injectés), et les mêmes arborisations vasculaires ; après qu'on a lavé la surface de section pour la débarrasser du sang qui en suinte, on voit des bandes jaunâtres étendues de la base des pyramides à la surface du rein. Lorsque l'altération est plus avancée, la congestion de la substance corticale diminue, et on voit prédominer la couleur gris jaunâtre de cette substance, couleur que M. Rayer appelle très-justement anémie inflammatoire. Dans ces parties, en effet, bien que la congestion sanguine fasse défaut, les tubes urinifères sont remplis et distendus par l'exsudat.

A l'examen microscopique fait avec de faibles grossissements (30 à 60 diamètres) sur des coupes pratiquées à l'état frais, sans que la pièce ait séjourné dans un liquide conservateur, on voit que les petites artères droites, celles des glomérules et le réseau capillaire sont rouges et distendues par le sang ; que les capsules des glomérules contiennent parfois un liquide coloré en rouge qui remplit aussi quelquefois les tubes urinifères à leur sortie du glomérule. Les tubuli contorti sont gris, un peu opaques, et plus larges qu'à l'état sain. En examinant avec un grossissement plus fort (de 200 à 300 diamètres), on voit que la légère opacité des tubuli est due à ce qu'ils sont remplis d'éléments plus nombreux, plus pressés qu'à l'état normal. Ces éléments sont des cellules épithéliales granuleuses, troubles, distendues, remplies de granulations protéiques. (Voy. § III).

L'exsudat granuleux est à la fois intra et extra-cellulaire, c'est-à-dire que les tubes urinifères renferment, entre les éléments précédents des granulations protéiques, et à leur centre des cylindres hyalins.

Les cellules qui tapissent régulièrement à l'état normal la paroi des tubuli, peuvent ne plus conserver leurs rapports normaux et s'accumuler sans ordre dans la cavité du tube, qu'ils distendent parfois sous forme de dilatations variqueuses. Quelques-uns de ces tubes contiennent uniquement de l'épithélium nucléaire.

Bien que les cylindres hyalins existent normalement dans les tubes rénaux, ils n'en ont pas moins une grande valeur lorsqu'on les trouve en grande abondance. C'est sur leur présence et sur leur nature regardée comme fibrineuse que Reinhardt s'appuyait pour comparer la maladie de Bright à la pneumonie, et que Virchow faisait une forme particulière de néphrite nommée croupale à cause de ce caractère. M. Robin a élevé des doutes avec juste raison sur la nature fibrineuse de ces concrétions de l'intérieur des tubuli. Ils ne sont pas, en effet, fibrillaires comme la fibrine, ni granuleux ; ils sont transparents et homogènes, ils ne possèdent pas davantage les réactions chimiques de la fibrine que ses caractères microscopiques. Aussi, bien qu'ils fassent partie comme composition chimique du groupe des substances protéiques, on ne peut pas actuellement décider à quelle variété de ce groupe ils appartiennent. Nous reviendrons, du reste, en faisant l'examen microscopique des sédiments qu'on trouve dans l'urine, sur ces caractères, et nous décrirons les variétés de ces concrétions cylindriques.

Les éléments contenus dans l'intérieur des tubes urinifères qui leur donnent leur opacité s'étudient bien surtout dans le liquide qui entoure la coupe microscopique placée entre les deux lames de verre de la préparation, parce que là ils sont libres et peuvent être vus isolément.

Les vaisseaux sont normaux, quelquefois un peu dilatés ; la substance des pyramides présente les mêmes lésions, mais moins prononcées que la substance corticale.

Comme il est rare qu'on observe une néphrite parenchymateuse à ce degré, on trouve presque toujours dans les examens de reins qu'on peut faire, des tubes urinifères contournés remplis de cellules granuleuses en voie de dégénération graisseuse, c'est-à-dire contenant des gouttelettes jaunes réfringentes qui ne se dissolvent pas par l'acide acétique cristallisable et résistent même à la solution de soude, mais qui disparaissent peu à peu avec l'éther.

b. C'est cette transformation graisseuse de l'exsudat intra et extra-cellulaire qui caractérise le *second degré* de la néphrite albumineuse ; mais il est rare que la transformation soit générale d'emblée, et que, même alors qu'elle est très-avancée, on ne trouve pas de tubes urinifères qui présentent seulement les lésions du premier degré, ou qui se rapprochent beaucoup de l'état normal. C'est là, en effet, le propre de la malade de Bright de n'envahir que partiellement le parenchyme rénal, de n'être généralisée d'une façon absolue, ni dans les altérations du début, ni dans les changements ultérieurs qui conduisent à la dégénération complète et à l'atrophie. Nous verrons que c'est cette tendance du rein à se prendre partiellement qui donne leur forme aux granulations de la maladie de Bright.

On peut très-facilement, à un examen inattentif fait à l'œil nu, laisser passer sans le reconnaître le premier degré de la maladie, mais à ce second degré le doute n'est plus possible. La surface du rein, sous la capsule fibreuse qui se détache facilement, est lisse et de couleur jaunâtre. La congestion ne s'observe plus, lorsqu'elle existe, qu'aux glomérules de Malpighi et aux veines stellaires de la surface ; le volume de la substance corticale est encore augmenté ou revenu à l'état normal ; la consistance du rein, qui était diminué au premier degré de la maladie, redevient plus ferme et pâteuse ; la substance corticale sur la surface ou sur une coupe est de couleur jaune et tout à fait opaque. Cette couleur peut être un peu modifiée par la congestion des capillaires, et alors elle est jaune brun. La substance tubuleuse est rouge sombre avec des lignes jaunâtres suivant la direction des tubes droits. La muqueuse des bassinets et des calices est épaissie, un peu opaque, anémiée ou présentant un distension variqueuse des veines.

Sur des tranches minces de ces reins prises à l'état frais, et examinés à un faible grossissement (40 à 60), les tubes urinifères contournés paraissent opaques et noirâtres à la lumière directe, blancs et opaques à la lumière réfléchie, la graisse qu'ils renferment modifiant complétement les conditions de réfringence et de réflexion de la lumière : les glomérules de Malpighi sont au contraire clairs et non altérés. La fig. 3 (P. XVIII) représente à un grossissement de 70 diamètres, une préparation du rein dans ce stade de dégénération graisseuse : les tubes urinifères contournés *a* sont opaques, tandis que les glomérules de Malpighi *b* laissent facilement passer la lumière. Le dessin d'une préparation de rein affecté de stéatose phosphorée, nous donnerait une figure analogue, avec les tubes encore plus opaques, et les glomérules également transparents. Avec un plus fort grossissement, on voit que les tubes sont remplis par des granulations proétiques et graisseuses situées en dehors ou dans l'intérieur des cellules épithéliales : celles-ci sont grosses, distendues, sphériques, ou au contraire, fragmentées, réduites à n'avoir plus de forme régulière, et ne constituent plus alors que de petits amas de granulations, une émulsion graisseuse, en un mot. Dans les canalicules droits et dans la substance tubuleuse, on retrouve les mêmes altérations. Au centre des tubuli, ou dans le liquide qu'on obtient en grattant la surface de section, il existe, comme dans le premier degré, un grand nombre de cylindres hyalins. Mais ils sont ordinairement alors recouverts, soit par des cellules en dégénération graisseuse (fig. 11), soit par des amas de granulations graisseuses sans éléments figurés (fig. 12), qui les entourent comme l'écorce d'une branche d'arbre. D'autres fois, les tubes hyalins, au lieu d'être seulement encroûtés de cellules et de granulations graisseuses, sont granuleux eux-mêmes dans leur intérieur, et la substance protéique qui les constitue a englobé, en se solidifiant, des granulations graisseuses.

On peut, en faisant durcir une partie de ces reins dans l'acide chromique, prendre une connaissance plus complète et plus exacte des rapports des éléments contenus dans l'intérieur des tubes urinipares. La figure 2 représente une coupe faite après durcissement par l'acide chromique. On y voit, séparés par le réseau des capillaires *h*, les coupes des tubes urinifères sous forme d'îlots arrondis. Ces tubes renferment des cellules épithéliales granuleuses *f*, soit disposés sans ordre, soit accolées à la paroi du tube et laissant au milieu d'elles une partie arrondie *g g'*, qui est la coupe d'un cylindre renfermant lui-même des granulations graisseuses.

Les vaisseaux artériels, les glomérules et les capillaires sont dans un remarquable état d'intégrité; quelquefois cependant les glomérules après que la préparation aura été bien lavée, paraîtront un peu troubles à un faible grossissement; mais en les regardant avec une lentille grossissant deux cents fois, on reconnaîtra que cette légère opacité est due simplement à une multiplication manifeste des noyaux qui entrent dans la structure des parois vasculaires (1).

Si nous comparons maintenant ce second degré de la néphrite albumineuse simple avec ce qu'on observe dans les reins de personnes *empoisonnées par le phosphore*, nous verrons qu'il y a entre ces deux états une grande analogie. Les reins dans l'empoisonnement par le

(1) On pourrait s'étonner de ne pas voir la description des lésions de la couche épithéliale qu'admettent la plupart des histologistes à la face interne de la capsule des glomérules et même sur les vaisseaux des glomérules. C'est qu'en effet nous ne l'avons jamais vue chez l'homme ni à l'état normal, ni à l'état pathologique. Il est certain qu'elle existe chez un grand nombre d'animaux, mais leur existence chez l'homme est encore douteuse.

phosphore présentent en effet, d'après les travaux récents de Lewin, de MM. Lancereaux, Ranvier, Fritz et Verliac (1), etc., une infiltration graisseuse des cellules épithéliales et des gouttelettes huileuses libres remplissant les tubuli. Malgré cette altération graisseuse, l'albumine filtre rarement dans les urines, et même les recherches récentes, encore inédites, de MM. Ranvier, Fritz et Verliac (2), montrent que l'albumine est en relation inverse de la dégénérescence graisseuse ; que dans les cas de stéatose partielle du rein, on observe un peu d'albumine dans l'urine et pas du tout dans la stéatose généralisée.

On peut rapprocher de ces faits de stéotose phosphorée complète sans albuminurie, les faits physiologiques, chez les vieillards, d'accumulation de granulations graisseuses dans les tubuli que nous avons signalés à la fin du § III, et un certain nombre de cas de reins ictériques.

On sait, en effet, que dans les ictères très-prononcés, quelle que soit

(1) *Archives générales de médecine*, 1863.

(2) Je reproduis textuellement la note suivante que mon excellent ami M. Ranvier a bien voulu extraire d'un travail qu'il prépare sur l'empoisonnement par le phosphore :

« Dans notre précédent mémoire (*Arch.* 1863), nous avons établi que dans l'empoisonnement aigu par le phosphore, la transformation graisseuse des organes se montre sous deux formes distinctes : la stéatose généralisée et la stéatose partielle. Nous n'avions pas encore eu l'occasion d'observer cette dernière dans le rein. Mais depuis, nous avons pu la rencontrer chez des malades ayant succombé à l'intoxication phosphorique, et nous l'avons reproduite sur des animaux. En étudiant nos observations, on est frappé de voir que les sujets qui ont eu des urines abondantes, albumineuses et contenant des cylindres albumino-graisseux, présentent, à l'autopsie, de la stéatose partielle des reins ; tandis que ceux dont les reins sont en stéatose généralisée et complète, ont eu des urines rares, non albumineuses ou très-faiblement albumineuses, sans cylindres d'aucune espèce.

» Ces faits ont vivement excité notre attention, et nous avons alors surtout recherché leur interprétation dans les lésions intimes des reins, qu'on rencontre dans ces deux formes de stéatose.

» Revenons en quelques mots sur les lésions de la *stéatose généralisée*. Les tubes contournés de la substance corticale sont remplis de granulations graisseuses, pressées les unes contre les autres ; il est impossible de distinguer entre elles aucune substance intermédiaire, telle que l'albumine. Ces granulations, dont quelques-unes ont un volume relativement considérable, sont accumulées en si grande quantité en dedans de la membrane amorphe des tubuli, que celle-ci atteint par place un diamètre presque double de celui qu'elle a à l'état normal. Les tubes droits au contraire ont conservé leurs dimensions habituelles et sont encore revêtus de cellules épithéliales plus ou moins chargées de granulations graisseuses.

» On comprend dès lors comment dans cette forme la sécrétion urinaire est endu reste leur cause, atrophie aiguë du foie, ou rétention de la bile, le rein offre une couleur verdâtre, surtout dans la substance corticale, et que cette couleur est due à l'infiltration des cellules d'un certain nombre de tubuli par du pigment biliaire. En outre de cette lésion, il exise, dans tous les cas au moins que nous avons vus, un grand nombre de tubuli contenant de grosses gouttelettes huileuses, en dehors des cellules ou dans leur intérieur, en quantité parfois considérable. Ces faits, que nous avons soumis au contrôle de la Société de biologie, établissent que le passage dans le rein de la matière colorante de la bile produit une variété de stéatose qui ne s'accompagne pas toujours d'albuminurie. L'examen microscopique des sédiments urinaires montre alors des cellules infiltrées de pigment biliaire et des tubes hyalins recouverts de ces cellules altérées. Il est donc indubitable que la stéatose du rein ne suffit pas à elle seule pour

travée et pourquoi les urines y sont peu abondantes. En outre, les cellules épithéliales subissant la transformation graisseuse pure et simple ne donnent pas lieu à une exsudation albumineuse. De là l'absence d'albumine et de cylindres dans les urines.

» *Stéatose partielle*. Dans cette forme les tubes contournés de la substance corticale ne sont pas tous envahis par la dégénérescence, et ceux qui sont malades ne le sont pas également dans toute leur étendue. Nous trouvons, en effet, dans les mêmes tubes, et à côté l'une de l'autre, deux lésions différentes donnant lieu à deux produits différents, l'albumine et la graisse. Ces deux lésions sont la tuméfaction trouble des cellules épithéliales, et la transformation graisseuse de ces mêmes cellules. Cette dernière modification ne doit pas être regardée comme un degré plus avancé de la première, car dans la stéatose généralisée des reins nous ne trouvons nulle trace de tuméfaction trouble dans des points où la transformation graisseuse est encore peu avancée. Nous sommes donc porté à croire que l'albumine et la graisse ne se forment pas en même temps dans une même cellule. Mais quand dans un tube (nous parlons de la stéatose phosphorée seulement) on trouve réunis de la graisse et de l'albumine, ces deux substances proviennent de cellules différentes.

» Quoi qu'il en soit, les granulations graisseuses ne sont plus libres dans cette forme comme dans la précédente, elles sont prises dans une masse albumineuse ; et les tubes ne sont pas dilatés. Les masses albumino-graisseuses forment des cylindres allongés qui cheminent dans les canalicules et qu'on peut même faire sourdre des papilles rénales en les pressant latéralement. Ce sont ces cylindres qu'on retrouve dans les urines qui sont alors abondantes et albumineuses,

» D'après cette description, la stéatose phosphorée partielle pourrait seule être confondue avec la néphrite parenchymateuse. Pourtant, le diagnostic différentiel pourrait encore se faire, car les cylindres de la stéatose sont formés par des granulations graisseuses et de l'albumine pétris ensemble, pour ainsi dire, tandis que dans la maladie de Bright, les granulations graisseuses occupent la surface des cylindres seulement. »

produire la filtration de l'albumine, que la dégénération doit être pour cela précédée de l'état trouble des cellules, et que le terme stéatose appliqué à la maladie de Bright serait totalement faux.

Les deux degrés de la néphrite albumineuse simple que nous venons de décrire constituent la partie essentielle et commune à toutes les formes de la maladie de Bright. La lésion des cellules qui caractérise cette première forme, infiltration granuleuse trouble et transformation graisseuse, se retrouve dans les autres formes plus graves, plus fatalement mortelles qu'il nous reste à étudier. On rencontre en effet constamment cette lésion fondamentale des cellules dans la maladie de Bright avec altération graisseuse ou avec l'altération amyloïde des vaisseaux. On voit par là que l'albuminurie peut commencer par une néphrite albumineuse passagère, puis devenir persistante et finir par l'altération des vaisseaux avec ou sans granulations. Ces formes se succèdent alors et se lient les unes aux autres par des transitions insensibles. Mais rien ne prouve que cette succession soit fatale pour tous les cas. Loin de là, la néphrite passagère dure de deux ou trois jours à quelques semaines et guérit ; la néphrite parenchymateuse simple, la plus commune, ne cause pas à elle seule la mort des malades ; elle peut présenter, après un traitement rationnel ou sous l'influence de causes inconnues, des rémissions telles qu'il ne passe plus dans l'urine que des quantités insignifiantes, à peine appréciables d'albumine; on peut même parfois la regarder comme guérie, et la transformation graisseuse, émulsive, loin d'être un obstacle matériel à la terminaison heureuse, doit être regardée là, de même que dans toutes les néoplasies comme une condition favorable d'élimination ou de résorption de l'exsudat.

Bien différentes sont, au point de vue clinique, les deux formes qu'il nous reste à envisager ; elles sont en effet le plus souvent primitives, elle dominent toute la scène pathologique et causent la mort soit par elles-mêmes, soit par les complications qu'elles font naître. Les lésions vasculaires permanentes, incurables qui les caractérisent empêchent tout retour du rein à l'état normal, favorisent le passage d'une quantité considérable d'albumine dans l'urine et entraînent l'atrophie de l'organe. C'est pour ces raisons qu'au lieu de faire des deux formes dont nous venons de donner la description des degrés d'une maladie unique, nous en avons fait des formes distinctes aussi justifiables, par exemple, que la séparation de la néphrite albumineuse avec athérome d'avec la néphrite liée à l'altération amyloïde.

Deuxième forme. — Néphrite albumineuse avec altération graisseuse des parois des vaisseaux. Dans cette forme, qui est la plus grave, la plus fatalement mortelle d'albuminurie, les reins présentent généralement, à la surface et dans toute l'épaisseur de la substance corticale, les granulations du quatrième degré de néphrite albumineuse de M. Rayer. Cependant la lésion des vaisseaux peut exister sans les granulations ; fait extrêmement rare, que nous n'avons observé qu'une seule fois dans une observation que nous rapporterons bientôt (obs. II).

L'altération des vaisseaux peut porter sur les artérioles, sur le bouquet vasculaire des glomérules, et sur les capillaires. Rarement les artères d'un assez gros calibre sont atteintes, en sorte qu'on ne peut se prononcer qu'après l'examen microscopique. Bien plus, la lésion débute par les vaisseaux des glomérules et par les capillaires, car sur les reins atteints de néphrite parenchymateuse où les vaisseaux sont sont peu altérés, les glomérules et les capillaires présentent seuls des changements, tandis que les artères visibles à l'œil nu sont indemnes, Le processus commence donc par les plus petits vaisseaux dans ces cas, tandis qu'au contraire dans l'atrophie sénile du rein, souvent compliquée de lésions des vaisseaux, le processus commence par les grosses blanches artérielles qui montrent à simple vue des plaques athéromateuses ; l'affection rénale n'est alors qu'une conséquence de la généralisation de l'athérome à tout le système artériel.

Lorsqu'on examine une coupe mince du rein dont les vaisseaux sont athéromateux, on voit que les bandes étroites de tissu qui séparent les tubes urinifères, et qui sont à l'état normal transparentes et pourvues de noyaux (h fig. 2), sont au contraire granuleuses, possèdent des granulations graisseuses qui masquent en certains points les noyaux et qui se réunissent même parfois en corps granuleux (fig. 7). Voilà ce qu'on observe facilement. Quant à l'interprétation de ce fait, pour bien apprécier le siége de la dégénération graisseuse, il faut avoir vu au microscope des coupes de reins injectés par un liquide bien pénétrant (1). On peut s'assurer alors que tous les tractus qui séparent les tubuli les uns des autres sont formés par des capillaires que l'injection remplit, et que le tissu conjonctif qui servirait de soutien à ces vaisseaux est extrêmement rare, si tant est qu'il existe, ce qui est encore contestable malgré le travail de Beckmann. (2) L'immense majorité des noyaux, sinon tous, appartiennent donc aux parois des capillaires. Aussi, lorsqu'on obtient une préparation comme celle de la figure 7, où les tractus qui séparent les tubes urinifères sont tous remplis de granulations graisseuses, on peut être sûr que la grande majorité de ces granulations siége dans les parois des capillaires.

Les glomérules de Malpighi présentent une dégénération graisseuse tout à fait analogue de leurs vaissaux représentée figure 6. Pour bien isoler les glomérules de Malpighi ou le réseau des capillaires, il faut laver bien complétement la coupe mince faite avec le rasoir et se servir pour cela d'un pinceau de blaireau coupé en brosse.

Lorsque les petites artères sont envahies par la dégénération athéromateuse, leurs parois s'épaississent par la production de granulations graisseuses dans leur membrane externe, et par l'hypergénèse des noyaux de leurs membranes moyenne et interne. Ces parois deviennent rigides et, en augmentant d'épaisseur, rétrécissent considérablement le calibre des conduits sanguins. Cette lésion peut se reconnaître même à l'œil nu, les vaisseaux se dessinant sur une coupe du rein comme des lignes rigides blanches ou jaunâtres. Mais on la voit bien mieux sur des coupes examinées au microscope ou les artères sont tantôt longitudinales, tantôt coupées transversalement. Sur ces coupes transversales on peut apprécier le diamètre de la lumière du vaisseau, l'hypertrophie qui porte sur les éléments circulaires des couches moyennes et la dégénération graisseuse (granulations et corpuscules granuleux) qu'on ne voit habituellement que dans la couche externe. Ces lésions, épaississement des parois, transformation graisseuse ou calcaire, peuvent se montrer chez les vieil-

(1) Je me suis servi pour cela d'une matière à injection préparée, suivant le procédé de M. Legros, avec du bleu d'aniline dissous dans du collodion.

(2) Becknann, *Virchow's Arch.*, t. XX, 1860.

lards indépendamment de la néphrite parenchymateuse et sans albuminurie. Nous reviendrons bientôt sur ce point.

L'observation suivante, remarquable au double point de vue de la cause de l'albuminurie, et de la marche très-rapide de l'affection, est le seul exemple de cette forme que nous ayons observé dans les granulations du second degré de Bright.

Obs. II. — *Albuminurie rapide ayant causé la mort dans l'espace de deux mois. — Néphrite albumineuse avec altération athéromateuse des vaisseaux du rein.* (Recueillie par M. Augros interne du service.) — Meslin, âgé de vingt-quatre ans, garçon de magasin, entra le 14 février 1864 à l'hôpital Lariboisière, salle Saint-Jérôme, n° 18, dans le service de M. Moissenet.

Il avait fait, à la fin du mois de décembre 1863, un voyage de 200 lieues, en troisième classe, par un froid très-rigoureux dont il avait eu beaucoup à souffrir. Presque aussitôt après son retour, il ressentit une douleur très-vive dans la région lombaire. Au commencement du mois de février il vit survenir de l'œdème aux extrémités, et entra à l'hôpital où l'on constata une grande quantité d'albumine dans les urines. Le 16 février, l'œdème se montra à la face ; puis survinrent des symptômes d'œdème pulmonaire qui causèrent la mort le 23 février.

A l'*autopsie*, les poumons étaient œdémateux, le cœur et le foie étaient normaux, la rate était augmentée de volume.

Les *reins* ne présentent pas un notable accroissement de volume ; la capsule se détache facilement de la surface rénale qui est lisse. La consistance du rein est normale. Sur une surface de section du rein, la substance corticale est de couleur gris-jaunâtre et opaque ; les glomeruli sont injectés ; la substance tubuleuse est rouge.

Sur des coupes minces examinées au microscope, on remarque :

1° Que les tubuli contorti sont volumineux, remplis de cellules épithéliales troubles et infiltrées de granulations réfringentes, jaunes, très-fines, qui résistent à l'action de la soude. Par la pression de la lame de verre mince, on fait sortir ces cellules des tubes, et l'on peut bien voir alors les granulations graisseuses qu'elles contiennent.

2° Les vaisseaux capillaires, les glomérules de Malpighi et les artérioles d'où naissent ces glomérules, sont recouvertes par des granulations graisseuses qui siégent dans la paroi de ces vaisseaux, autour des noyaux ou dans les noyaux mêmes, et qui sont réunis fréquemment sous forme de gros corpuscules granuleux de Gluge. L'abondance de ces granulations est telle que les glomérules sont opaques à un faible grossissement. La figure 6 représente une préparation d'un glomérule faite sur ce rein. Le vaisseau afférent *v* du glomérule, et ses divisions *v'* montrent des granulations graisseuses *p* et des corpuscules granuleux *o* (grossissement de 200 diamètres).

Les conséquences d'un pareil état des vaisseaux sont faciles à prévoir et se vérifient en clinique : les altérations des parois des capillaires et des vaisseaux des glomérules modifieront les conditions de transsudation du sérum sanguin ; la quantité d'albumine qui filtre dans les urines en sera augmentée ; c'est dans ces cas que le précipité d'albumine obtenu par la chaleur et l'acide nitrique est floconneux, qu'une seule goutte d'acide produit un précipité qui gagne lourdement le fond du vase. Le rétrécissement des vaisseaux artériels produit une anémie locale dans toute la région du rein où se divise le vaisseau rétréci, et, au contraire, une augmentation de pression du sang dans les parties où les vaisseaux ont conservé leur calibre normal. Lorsque la grande majorité des artérioles de la substance corticale est lésée, le sang prend la voie collatérale, passe directement par les anastomoses signalées par Virchow et Beale dans les vaisseaux droits de la substance médullaire, et de là dans les capillaires de la substance corticale. Cette dérivation collatérale explique la congestion de la substance médullaire observée dans presque tous les cas de néphrite albumineuse. Mais lorsque les artères plus volumineuses sont rétrécies au point de diminuer d'une façon considérable la masse du sang qui devrait passer dans la circulation rénale, la quantité d'urine rendue dans les vingt-quatre heures diminuera aussi très-notablement. L'albumine elle-même peut aussi exister en quantité moindre dans l'urine rendue, et l'accumulation dans le sang des principes excrémentitiels de nature azotée déterminera les accidents si graves de l'urémie.

Une autre conséquence de l'embarras de la circulation rénale, signalée par Bright (1) et remise en lumière par Traube (2), c'est l'hypertrophie du ventricule gauche, avec ou sans lésions des valvuves aortiques. On conçoit sans peine quelle est l'extrême importance de ce fait. Sur cent cas réunis par Bright, cinquante-deux présentent une hypertrophie du ventricule gauche, dont trente-quatre sans altérations valvulaires. M. Rayer (3) regardait au contraire comme assez

(1) Bright, *Guy's hospital reports*, n° 11.

(2) Traube, *Ueber Zusammenhang zwischen Herz und Nierenkrankheiten*. Berlin, 1856.

(3) Rayer, *Maladies des reins*, II, p. 259.

rares les cas d'hypertrophie sans autres lésions cardiaques coïncidant avec la néphrite albumineuse. Traube a de nouveau signalé la fréquence de cette complication qu'il regarde comme un bon signe diagnostique de l'atrophie du rein. Voici comment l'explique cet éminent clinicien. Les capillaires et les petites artères étant retrécies, la circulation rénale, par où doit passer tout le sang artériel, devenant plus difficile, la pression du sang augmente dans l'aorte au-dessus de l'origine des artères rénales. Le ventricule gauche est soumis à une plus forte tension, ses muscles luttent et s'hypertrophient pour en triompher. Le fait d'hypertrophie du cœur dans les périodes avancées de la maladie de Bright avec rétrécissement des vaisseaux et atrophie du rein est parfaitement établi sur un nombre considérable d'observations; mais on doit aussi faire la part des cas de maladies de Bright consécutives aux altérations cardiaques, et dans les cas semblables à ceux qu'a publiés Bamberger (1), où la maladie du cœur est complexe, où existent des endocardites valvulaires, des péricardites, des affections chroniques du poumon, il est difficile de dégager la part qui revient à l'embarras de la circulation rénale dans la production de l'hypertrophie. Dans d'autres cas où l'on trouve une maladie de Bright à son début, avec l'hypertrophie du cœur gauche, il est difficile aussi d'admettre la relation indiquée par Traube.

Les lésions athéromateuses des vaisseaux sont presque toujours accompagnées des *granulations* de la substance corticale qui caractérisent le second degré de l'affection décrite par Bright (4e degré de M. Rayer). Ces granulations occupent habituellement les deux reins, mais presque toujours inégalement, l'un d'eux étant plus malade que l'autre. C'est une forme beaucoup plus rare que les précédentes, et dont nous ne possédons que huit autopsies. Elle peut être causée par la scrofule ou la tuberculose, ou par une pneumonie chronique, ou par le rhumatisme chronique, la syphilis, la cachexie saturnine; mais souvent elle vient comme une maladie primitive occasionnée par l'abus des liqueurs alcooliques; dans bien des cas sa cause prochaine nous reste inconnue.

(1) *Ueber die Beziehung zwischen Morb. Bright. und Nierenkrankheiten* (*Archiv für path. Anat.*, t. II, 1857).

(2) Voyez notre *Mémoire sur les coïncidences pathologiques du rhumatisme chronique* (*Gaz. médic.*, 1864).

Dans cette forme de la néphrite parenchymateuse avec altération graisseuse des vaisseaux et granulations, la capsule fibreuse se détache difficilement; elle est épaisse, et il faut l'enlever avec soin pour ne pas arracher avec elle des lambeaux de la substance corticale. La surface du rein est inégale, chagrinée, présente des portions affaissées et d'autres saillantes, et le plus souvent sur toute la surface des granulations hémisphériques de la grosseur d'un grain de millet. Elles se reconnaissent aussi bien par le relief qu'elles forment que par leur coloration différente du tissu affaissé qui les entoure. Le plus communément, elles sont jaunâtres et opaques, tandis que les sillons qui les séparent les unes des autres, et qui circonscrivent leur base, présentent des vaisseaux dilatés et des veines variqueuses distendues par le sang. Très-rarement ces granulations, au lieu d'être opaques, ont encore la couleur grise semi-transparente du rein normal. La grosseur du rein, accrue au début de cette forme, peut être très-diminuée dans les périodes ultérieures de la maladie qui tend de jour en jour à amener l'atrophie de l'organe.

Sur une coupe du rein, une partie ou la totalité de la substance corticale présente des îlots arrondis de 1/2, à 1 millimètre de diamètre qui tranchent par leur coloration jaunâtre et leur opacité sur le reste du tissu qui est congestionné et rouge. Lorsque ces granulations ne sont pas opaques, ce qui est rare, elles se reconnaissent néanmoins parce que le tissu qui les entoure est d'une couleur différente, soit rouge, soit jaunâtre et opaque.

On peut rencontrer dans un même rein ces deux espèces de granulations, les unes opaques, les autres semi-transparentes; mais nous n'avons observé qu'un fait où ces dernières fussent prédominantes (obs. III). Elles peuvent être plus ou moins rapprochées les unes des autres, et sont quelquefois tellement serrées qu'elles ne sont séparées les unes des autres que par une zone linéaire.

L'examen microscopique doit en être fait sur des coupes assez étendues pour comprendre plusieurs granulations, d'abord à l'état frais, puis après durcissement préalable dans l'acide chromique; et elles doivent être les unes parallèles à la surface du rein, les autres perpendiculaires à cette surface. En les examinant avec un faible grossissement (20 à 50 diamètres), on voit que l'îlot qui forme la granulation présente dans sa structure des tubes urinifères contournés et des glomérules dont le volume est conservé normal ou augmenté ; que ces éléments, tubes et glomérules, ont conservé leurs rapports habituels (*a* et *b*, fig. 1). Le pourtour de la granulation est formé, au contraire, des mêmes parties atrophiées, mesurant la moitié ou le tiers du diamètre des précédents. Les tubes de la granulation sont opaques et foncés à la lumière directe, lorsque les granulations sont jaunâtres à simple vue, ce qui répond à une infiltration graisseuse de leurs éléments cellulaires ; ils sont au contraire clairs, quand la granulation est semi-transparente, ce qui est le cas de la figure 1. Les vaisseaux qu'on rencontre au pourtour de la granulation sont dilatés et pleins de sang ; leurs parois sont souvent le siége de pigment sanguin rouge ou même de cristaux d'hématoïdine ; quelquefois ils contiennent du pigment noir. Ainsi, un premier résultat ressort de l'étude de la granulation à un faible grossissement, et se confirme dans toutes les variétés de granulations de la maladie de Bright : c'est que les tubes et les glomérules qui la constituent sont plus gros qu'à l'état sain ou de volume normal, tandis que les tubes et les glomérules du pourtour de la granulation sont plus petits qu'à l'état normal et très-atrophiés. L'étude de ces lésions avec de plus forts grossissements (de 200 à 500 diam.) nous montrera les détails suivants : les *tubuli contorti* de la granulation varient de 0,060 à 0,080 de largeur ; autour de leur membrane propre, sont rangées une ou deux couches de cellules épithéliales plus ou moins distendues par des granulations de nature protéique et graisseuse ; ou bien les cellules sont accumulées sans ordre, ou bien au milieu d'elles se trouvent des cylindres hyalins et granuleux. Dans le cas de granulations semi-transparentes, les cellules sont presque normales ou légèrement granuleuses, comme au début de la néphrite albumineuse passagère, tandis que dans les granulations opaques les cellules sont en pleine dégénération graisseuse. Les glomérules de la granulation sont normaux comme volume, ce qui ne les empêche pas d'avoir souvent leurs vaisseaux athéromateux.

Les granulations les plus opaques contiennent habituellement des glomérules dont les vaisseaux sont complétement athéromateux ; quelquefois même la capsule du glomérule contient des cristaux de cholestérine figurés par Frerichs (*loc. cit.*). Le tissu qui sépare les éléments précédents est normal dans la granulation.

Au pourtour de la granulation, les tubes urinifères sont atrophiés (fig. 5), ils peuvent ne mesurer que 0,025 de diamètre ; les cellules qu'ils renferment, *e*, *é* (fig. 5), sont granuleuses et petites ; elles peuvent s'être transformées en une sorte d'émulsion graisseuse, et être réduites à des granulations *n* (fig. 5). Des parties de la substance corticale plus ou moins étendues sont, dans la maladie de Bright arrivée à sa dernière période, atrophiées et déprimées, relativement aux parties voisines, et toute la portion ainsi déprimée possède des tubes urinifères extrêmement petits. Alors la membrane propre des tubes subit souvent un épaississement très-notable et se plisse même longitudinalement. Les glomérules de Malpighi, également atrophiées, ne mesurent plus que la moitié ou le tiers de leur diamètre normal, 0,10 ou 0,15. La capsule fibreuse des glomérules est souvent alors épaisse et montre une multiplication très-notable de ses noyaux. On constate quelquefois, mais très-rarement, que les cloisons de séparation entre les tubes urinifères sont un peu plus épaisses que d'habitude ; les noyaux de ces cloisons sont en hyperplasie ; mais, comme je le disais précédemment, il est difficile de décider si ces noyaux de nouvelle formation appartiennent aux parois des capillaires ou à du tissu conjonctif, de telle sorte qu'on hésite, même dans ces cas qui sont exceptionnels avec la maladie de Bright, à leur donner le nom de néphrite interstitielle.

Il résulte de ce qui précède, en ce qui touche la structure des granulations de la maladie de Bright, qu'elles sont constituées par des modifications du contenu des tubes urinifères et des glomérules ; que ceux de ces éléments qui entrent dans la granulation elle-même ont conservé leur volume normal ou sont hypertrophiés, tandis que ceux qui constituent le tissu rénal périphérique sont atrophiés. La saillie des granulations à la surface du rein s'explique très-facilement par l'atrophie et l'affaissement des parties circonvoisines, et leur distinction, sur une coupe de la substance corticale, tient à une coloration de la granulation différente de celle de son pourtour. Au point de vue de la structure intime de la granulation, on en peut distinguer de deux espèces : les unes un peu transparentes contenant des cellules presque normales, ou moins malades, moins graisseuses que les mêmes éléments du tissu voisin; les autres, au contraire, opaques, ou les tubuli, tout en ayant un diamètre considérable, sont remplis de cellules en dégénération graisseuse, tandis que le tissu périphérique est simplement atrophié.

L'observation anatomique suivante est le seul exemple de maladie de Bright où nous ayons vu prédominer les granulations semi-transparentes.

Obs. III. — Mon excellent collègue M. Lamarre m'envoya pour les examiner les reins d'un malade mort d'albuminurie dans le service de M. le docteur Axenfeld.

Les reins sont globuleux, plus petits, plus consistants qu'à l'état normal. Leur surface présente, après l'ablation de la capsule, une grande quantité de petites saillies granuleuses, blanchâtres, dont le diamètre varie entre 1/2 et 1 millimètre, qui sont entourées à leur base par un cercle vasculaire très-injecté. Ces granulations plus ou moins serrées les unes contre les autres sont séparées en certains points uniquement par un cercle vasculaire, et elles existent sur la surface des deux reins. Certaines d'entre elles, plus rares, au lieu d'être grises et semi-transparentes, sont d'un blanc mat. On voit, en outre, sur la surface de l'un des deux reins une plaque arrondie, à peine saillante, d'un blanc mat, ayant environ 6 millimètres de diamètre.

Sur une surface de section, cette plaque de la surface du rein se prolonge en forme de cone dans la substance corticale. Les petites granulations existent aussi dans la substance corticale. La substance corticale est élargie, et partout on voit sur sa coupe des îlots gris ou blanchâtres, plus ou moins opaques qui sont en contact les uns avec les autres, séparés seulement par des vaisseaux injectés; la coloration, le diamètre et l'aspect de ces îlots sont les mêmes dans toute l'étendue de la substance corticale et dans les colonnes de Bertin, qu'à la surface des reins.

La substance des pyramides est rouge, congestionnée, sans autre lésion.

La muqueuse des calices et des bassinets est épaissie et congestionnée.

La solution iodée n'a donné lieu à aucune coloration.

Examen microscopique des granulations de la substance corticale. — En faisant des coupes minces parallèles à la surface du rein, de façon à voir leur couche superficielle, on reconnaît à de faibles grossissements (de 12 à 40 diamètres) que la granulation est formée de tubes urinifères; le groupe de tubes urinifères et les glomérules qui composent la granulation sont plus transparents à la lumière directe que les parties voisines. La zone plus opaque qui entoure une granulation, montre des vaisseaux dilatés à parois épaisses qui sont pleins de sang. Le même aspect s'offre sur les coupes de la substance corticale normales à la surface du rein. Après avoir lavé ces coupes avec l'eau et l'acide acétique pour enlever les corpuscules sanguins, on obtient, au niveau du plus grand nombre des granulations, la figure I. Dans cette figure, la portion claire centrale représente la coupe d'une granulation tout entière; on y voit des tubes urinifères contournés *a* et des glomérules *b*. Autour de cette granulation dont les éléments se rapprochent beaucoup plus de l'état normal que les tissus environnants, existent des lignes foncées granuleuses qui sont, soit des tubes urinifères granuleux et opaques *c*, *c'*, soit des vaisseaux capillaires également opaques disposés généralement en réseaux. Toute la zone périphérique à la granulation est plus foncée que la granulation elle-même.

En employant un plus fort grossissement, on peut étudier dans tous leurs détails les parties constituantes de la granulation et de son pourtour. La figure 2 (grossissement de 420 diamètres, obs. 9, a immersion de Hartnach, oculaire 2, tube abaissé), représente des coupes des tubes urinifères qui se trouvent au centre de la granulation. Ces tubes sont généralement dilatés; ils mesurent de $0^{mm},064$ à $0^{mm},080$; ils possèdent une membrane visible autour de laquelle sont rangées une ou plusieurs couches de cellules épithéliales assez volumineuses de $0^{mm},0096$ à $0^{mm},0160$, dont les noyaux mesurent de $0^{mm},0064$ à $0^{mm},0080$. Toutes ces cellules sont finement granuleuses *f*, *f'*, et quelques unes possèdent des granulations réfringentes jaunes. Dans la lumière centrale du tube urinifère, se trouve une substance finement granuleuse, ne possédant généralement pas de cellules, et contenant des granulations jaunes et réfringentes *g*, *g'* (cylindre granuleux). En ajoutant de la solution de soude, la plus grande partie des granulations qui troublaient les cellules disparaissent, et il ne reste que les plus grosses de ces granulations qui se dissolvent par l'éther et sont constituées par de la graisse. Ainsi, *les tubes urinifères de la granulation sont gros, remplis de cellules épithéliales troubles et granuleuses et leur lumière centrale contient des cylindres d'exsudation.*

A la périphérie de la granulation, les tubes urinifères sont beaucoup plus petits et remplis de granulations graisseuses. Ces tubes urinifères (fig. 2) mesurent de $0^{mm},024$ à $0^{mm},032$, c'est-à-dire que leur diamètre est du tiers ou de la moitié plus petit que les précédents. Les plus petits d'entre eux sont difficiles à distinguer des vaisseaux lorsque ces derniers sont également envahis par la dégénérescence graisseuse. On voyait, en outre, à la périphérie des granulations du pigment sanguin jaune ou rouge, sous forme de fine poussière dans le tissu conjonctif ou les parois des vaisseaux.

Dans un petit nombre de granulations qui se présentent avec une couleur blanche ou grise opaque, ainsi que dans l'îlot plus volumineux qui se trouvait à la surface de l'un des deux reins, les tubes urinifères dont la forme est bien conservée sont remplis d'éléments peu distincts noirs et opaques à la lumière directe, blancs à la lumière réfléchie et à un faible grossissement. Ces préparations examinées aux forts grossissements démontrent que ce sont des tubes urinifères dont le contenu épithélial est en dégénération graisseuse complète.

Vaisseaux. — Les artérioles d'un assez fort calibre de $0^{mm},1$ à 1 millimètre sont épaissies ; leurs parois sont rigides, et leur calibre paraît diminué. Les plus petites artérioles et les capillaires sont en beaucoup de points, mais spécialement à la périphérie des granulations, le siége d'une altération graisseuse qui se traduit par leur coloration noire à un faible grossissement, et par les granulations jaunes, réfringentes, caractéristiques, à un grossissement plus considérable. Les artérioles qui composent les glomérules de Malpighi sont rarement altérées ; cependant il nous est arrivé de voir des glomérules dont une partie ou la totalité avait subi cette transformation graisseuse. Nous avons vu aussi un vaisseau assez volumineux dont le tronc était seulement épaissi, tandis qu'une de ses branches était athéromateuse.

Tissu cellulaire. — Les tractus qui cloisonnent les tubes et les glomérules n'étaient pas notablement épaissis. Ils possédaient, soit des noyaux normaux (fig. 2), soit des éléments infiltrés de granulations graisseuses ; mais il est probable que ces noyaux infiltrés appartenaient aux capillaires qui passent dans les cloisons plutôt qu'aux éléments du tissu cellulaire qui leur sert de soutien.

Ainsi, en résumé : quatrième degré de la néphrite albumineuse de M. Rayer, granulations de la substance corticale, état de tuméfaction trouble et dégénération graisseuse des cellules épithéliales des tubes. Épaississement et altération graisseuse des vaisseaux artériels et des capillaires.

Dans des périodes ultérieures de la maladie de Bright, le rein finit par être complétement atrophié après l'évacuation par les urines des produits de dégénération graisseuse accumulés dans les tubes urinifères. Il arrive alors à n'avoir plus que le volume d'un œuf de poule, et sa substance corticale a presque complétement disparu, elle n'a plus qu'un millimètre d'épaisseur et même moins ; la substance des pyramides peut être aussi atrophiée, et alors le bassinet conservant sa dimension ordinaire, on ne voit plus qu'un kyste dont le parenchyme rénal forme la paroi. Quelle que soit l'atrophie, et même lorsque ce kyste n'a plus qu'un millimètre d'épaisseur, on peut reconnaître encore au microscope des tubes très-minces contenant soit de petites cellules, soit des granulations graisseuses, et le vestige des corpuscules de Malpighi atrophiés. On trouve souvent aussi dans ces cas d'atrophie du rein, consécutive à la maladie de Bright, des kystes rénaux dont nous indiquerons bientôt la provenance.

3e *forme.* — *Néphrite albumineuse avec altération dite amyloïde des vaisseaux (altération lardacée ou cireuse).* — Décrite en 1842 (1) par Rokitanski, sous le nom du rein lardacé (Speckniere), cette affection

(1) *Lehrbuch der Patholog. Anat.*, t. II, 1842, p. 429.

fut regardée par Meckel (1) comme due à des dépôts de cholestérine à cause de la coloration que prenait le rein avec l'iode et l'acide sulfurique. Virchow (2) montra qu'avec l'altération du rein en question, on obtenait une couleur rouge ou rouge brun par la solution iodée seule, et violette ou bleue par l'addition d'acide sulfurique, tandis qu'avec les cristaux de cholestérine on n'obtenait rien en les traitant par la solution d'iode seule, et, au contraire, on avait une coloration rouge ou brune avec l'acide sulfurique employé seul. D'après cette réaction microchimique, Virchow pensa pouvoir comparer la dégénération particulière du rein avec l'amidon végétal et la nomma amyloïde. Les analyses élémentaires, faites par Kekule (3) et Carl Schmidt (4) ont prouvé que cette matière, au lieu d'être un hydrate de carbone exempt d'azote et analogue à la cellulose, était, au contraire, une substance albuminoïde. Il en résulte qu'il serait opportun de changer le nom d'amyloïde qu'on donne à la dégénération particulière des vaisseaux du rein, de la rate et du foie, et aux lésions de leur parenchyme épithélial; mais en attendant que le mot ait été remplacé par un autre, basé sur la nature chimique de la substance en question, nous ne voyons aucun inconvénient à nous en servir avec cette restriction préalable que nous ne lui donnons pas une importance plus grande que, par exemple, le mot de dégénération cireuse. Cette maladie a été étudiée en Allemagne par un grand nombre d'auteurs, Friedreich Beckmann, Traube, Neumann, etc., et tout récemment par Sigm. Rosenstein (*loc. cit.*, p. 237); en Angleterre par Todd (5) et par Grainger-Stewart (6); en France, M. Charcot en a montré un exemple à la Société de biologie en 1859 (p. 142), et j'en ai inséré moi-même plu-

(1) Meckel, *Annalen des Charite Krankenhauses*, 1853.

(2) Virchow, *Archiv für pathol. Anat.*, t. VI et t. VIII.

(3) Kekule, *Verhaadlungen des naturisht.-med. Vereins zu Heidelberg*, 1855, V, p. 144.

(4) C. Schmidt, *Annalen der Chemie und Pharmacie*, LX, p. 250, 1859. Ces deux travaux sont analysés et appréciés dans *Gazette hebdomadaire*, 7 mars 1862, par M. Charcot, et par M. Berthelot dans *Journal de physiologie* de Brown-Sequard, t. II, 1859, p. 516.

(5) Todd, *Clinical lectures on certain diseases of urinary organs*, 1857. Lect. IV.

(6) Grainger-Stewart, *Edinb. Med. Journal*, fév. 1861 et août 1864.

sieurs cas dans les bulletins de la même Société en 1862 et 1863 (p. 31).

La dégénération lardacée du rein est constamment liée aux lésions des cellules épithéliales et du contenu des tubuli, que nous avons étudiées jusqu'à présent ; c'est une néphrite parenchymateuse compliquée d'une altération spéciale des vaisseaux bien distincte de l'altération athéromateuse. Cette altération débute par les glomérules de Malpighi, qui sont plus gros, plus réfringents, plus saillants qu'à l'état normal, et transparents, changements qu'on peut observer à simple vue en les regardant de près. Plus tard, les vaisseaux des glomérules, les artérioles et les capillaires sont envahis, et leur calibre se restreint de telle sorte par l'épaississement de leurs parois, qu'ils ne peuvent plus être injectés par la matière la plus pénétrante. En les examinant au microscope, on reconnaît qu'ils sont devenus transparents et réfringents ; que leurs noyaux et leurs fibres sont moins distincts qu'à l'état normal ; les lignes et contours de ces éléments sont pâles et à peine visibles : tous sont comme gonflés par une matière très-finement granuleuse. En les traitant par une solution d'iode très-diluée (1), les vaisseaux se colorent en brun ou brun rouge, tandis que le reste du tissu rénal se colore simplement en jaune. Une coupe assez large ainsi colorée dessine les vaisseaux et les bouquets vasculaires des glomérules aussi bien que la plus belle injection. Après avoir recouvert la préparation d'un petit verre et exprimé l'eau qui se trouve entre les deux lames du porte-objet, on ajoute une goutte d'acide sulfurique, et on obtient l'un ou l'autre des deux résultats suivants. Le plus souvent la couleur brune des vaisseaux se fonce davantage ; mais dans d'autres cas, il se produit une succession de couleurs d'une grande intensité, et toutes les parties brunes passent successivement au vert foncé, au bleu indigo, au violet et enfin au rouge. Les parois propres des tubes urinifères et les cellules épithéliales ne sont infiltrées de cette substance suscep-

(1) On peut se servir tout simplement d'une solution faite avec de l'iode métallique et de l'eau distillée, mais pour avoir une solution plus colorée, on ajoute quelques cristaux d'iodure de potassium. Pour obtenir une bonne préparation on fait d'abord avec le rasoir une coupe mince du rein ; on la lave avec de l'eau et le pinceau ; puis on l'imbibe avec la solution iodée.

tible de se colorer, que dans les cas exceptionnels où la maladie rénale existe depuis longtemps. Telle est la caractéristique de l'altération amyloïde du rein.

Cette maladie du rein s'accompagne presque toujours d'une dégénération analogue de la rate, du foie, des ganglions lymphatiques, des artères intestinales, etc., ou tout au moins de l'un de ces organes. Dans le foie et la rate, l'altération des vaisseaux, par où débute le processus, a plus de tendance que dans le rein à s'étendre aux cellules épithéliales, et l'on sait que celles des corpuscules de Malpigh de la rate en sont le lieu d'élection. Aussi la rate présente-t-elle presque toujours les grains transparents, semblables au sagou cuit, qui ont fait donner le nom de sagomilz à sa dégénérescence amyloïde. Cette maladie cireuse ou lardacée des viscères abdominaux se montre toujours dans des circonstances bien déterminées, à la fin des longues suppurations qui sont sous la dépendance de la phthisie ou des caries scrofuleuses, ou de la syphilis tertiaire; très-rarement on l'observe dans d'autres cas (1). Il en résulte que si, à une autopsie de phthisique, on trouve une altération amyloïde de la rate, on s'attendra à voir également le rein malade; et si l'on observe alors dans les reins une lésion qui n'est pas la dégénération amyloïde, on sera autorisé à dire que la lésion actuelle des reins aurait abouti plus tard à cette transformation. Nous avons observé trois fois, à des autopsies de phthisiques, l'altération cireuse de la rate avec une néphrite albumineuse simple. Voici deux de ces faits dont nous ne donnons ici que le résumé.

Obs. IV. — Nous avons assisté, le 6 septembre 1864, à l'autopsie d'une jeune femme morte dans le service de M. le docteur Moissenet après avoir présenté pendant la vie des urines albumineuses. Les deux poumons présentent des granulations tuberculeuses sur les plèvres et dans le parenchyme pulmonaire qui est, en outre, atteint de congestion et de pneumonie catarrhale.

Le foie est gros et hypertrophié. La rate est volumineuse, assez ferme : sur

(1) Bien que cela ne rentre pas directement dans notre sujet, nous croyons qu'il est intéressant de donner exactement les causes pathologiques de l'altération amyloïde du rein que nous empruntons à la statistique qu'a fait Rosenstein de tous les cas publiés par E. Wagner, Meckel, Virchow, Traube, Robin et Guigon, etc. (Rosenstein, *loc. cit.*, p. 255). La proportion de la maladie cireuse est de 48 sur 1200 au-

une surface de section, les corpuscules de Malpighi sont de la grosseur de grains de millet et semi-transparents comme le sagou cuit. Ils se colorent en rouge brun par la solution d'iode. L'acide sulfurique change à peine cette coloration. Les reins sont volumineux ; leur capsule se détache facilement ; leur surface est lisse. La substance corticale, à sa surface comme sur une coupe et de couleur jaunâtre et opaque. La substance tubuleuse est rouge. Les glomérules ne changent pas de couleur quand on les traite par la solution d'iode iodurée. Les tubes urinifères sont opaques à un faible grossissement, et, avec un plus fort objectif, on les voit remplis de cellules granulo-graisseuses.

Obs. V. — Delphine Plantade, âgée de vingt-huit ans, entre le 11 octobre 1864, dans la salle Sainte-Mathilde, au n° 12 (service de M. le docteur Hérard). Cette femme qui présente tous les signes d'une tuberculose chronique, meurt le 9 novembre 1864, après avoir eu du délire et des hallucinations pendant les derniers jours de sa vie.

topsies d'après E. Wagner, c'est-à-dire de 4 pour 100 ; et elle est de 7 pour 100 dans les autopsies de phthisiques.

Sur 100 cas de dégénération amyloïde du rein appartenant à des sujets de différents âges, on a observé comme causes productrices les maladies suivantes :

1° La tuberculose des poumons	44 fois.
En combinaison avec des suppurations osseuses	10 —
Avec la syphilis	1 —
2° Suppurations osseuses	29 —
3° Syphilis	15 —
4° Empyème	3 —
5° Carcinôme	3 —
6° Abcès du psoas	2 —
7° Pyélite et hydronéphrose	2 —
8° Abcès du foie	1 —
9° Alcoolisme chronique	1 —

En outre 20 observations de Grainger-Stewart étaient liées :

A la phthisie	6 —
A la syphilis	6 —
A une carie	2 —
A l'intempérance	2 —
Au cancer	1 —
Au rhumatisme chronique	1 —

Dans 8 cas que nous avons recueillis, la cause était :

La phthisie pulmonaire	7 —
La syphilis	1 —

Une autre cause, que nous ne pouvons constater dans nos climats, mais qui s'observe assez souvent en Suède (Odmannson, *Schmidt's Jarbuch*, vol. CXVII, p. 56), ce sont les fièvres intermittentes invétérées.

A l'*autopsie*, on trouve des néo-membranes vascularisées de la dure-mère, de grandes cavernes aux sommets des poumons, de la pneumonie caséeuse à la base des lobes supérieurs et des granulations tuberculeuses aux lobes inférieurs. L'intestin grêle présente de nombreuses ulcérations tuberculeuses ; le foie est hypertrophié avec dégénération graisseuse simple de la presque totalité de ses lobules. La rate est volumineuse ; les corpuscules de Malpighi sont gros et transparents, cireux : après avoir fait des coupes minces de la rate, on les traite par la solution d'iode, et ils se colorent en rouge brun. Une goutte d'acide sulfurique détermine les colorations bleues et violettes des parties primitivement colorées en brun par l'iode.

Les reins sont gros, lisses, leur capsule se détache facilement ; la surface et une section de la substance corticale montrent une coloration jaunâtre et une certaine opacité. L'examen microscopique montre les tubes urinifères distendus par des éléments cellulaires infiltrés de granulations graisseuses, deuxième degré de la néphrite albumineuse simple. La solution d'iode ne détermine aucun changement appréciable de la couleur des glomérules.

Dans ces nécropsies, nous avons pensé que si les malades eussent vécu plus longtemps, leur néphrite albumineuse simple se serait transformée en dégénérescence amyloïde ; et comme nous n'avons jamais examiné de reins avec cette dernière lésion qui n'aient en même temps offert les caractères de la néphrite albumineuse simple, nous sommes en droit de conclure, d'accord avec Rosenstein, que l'altération amyloïde est une suite et une complication de la néphrite parenchymateuse.

Les reins dont les vaisseaux sont ainsi altérés, se présentent à simple vue sous deux aspects différents. Ils sont tantôt *volumineux*, énormes, par l'hypertrophie de leur substance corticale; leur surface est alors lisse, leur membrane fibreuse, distendue, est amincie, la surface de section de la substance corticale est jaunâtre, un peu opaque, luisante. Cette variété avec augmentation de volume répond à la distension des tubuli par des cellules granuleuses, troubles, volumineuses et hyperplasiées, toutes lésions que nous avons appris à rapporter au premier degré de la néphrite albumineuse.

Tantôt, au contraire, les reins sont petits, visiblement atrophiés; leur capsule se détache facilement ; leur surface est mamelonnée et granuleuse ; les granulations, de même que toute la substance rénale vue sur sa surface et sur une coupe, présentent une certaine transparence qu'on a comparée à de la cire vierge, à du lard, à de l'ambre jaune. Les glomérules de Malpighi sont généralement, visibles à l'œil nu comme de petits grains saillants, transparents et réfringents. Dans cette variété, qui correspond à l'atrophie des tubes urinifères, à la néphrite parenchymateuse avec granulations, les cellules épithéliales sont en pleine dégénération graisseuse et atrophiées, quelquefois même elles ont une certaine réfringence et se colorent par l'iode, comme les parois des vaisseaux. Entre ces deux limites extrêmes, reins distendus et lisses et reins atrophiés et granuleux, on peut trouver tous les intermédiaires. Leur caractère essentiel et commun, c'est la réaction, facile à apprécier à simple vue, de la solution d'iode sur une surface de section. Il suffit pour l'obtenir de verser une goutte de cette solution concentrée et de l'étendre pour voir tous les glomérules de Malpighi se manifester comme autant de petits points d'un rouge brun foncé.

Les deux observations suivantes, recueillies dans le service de M. le docteur Pidoux, par mon excellent collègue M. Lévi, qui a bien voulu les mettre à ma disposition, sont des types de la première variété d'altération amyloïde avec distension des tubes. Elles compléteront la rapide description que je viens de donner.

Obs. VI. — *Lésions scofuleuses anciennes de plusieurs os. — Tuberculose pulmonaire. — Albuminurie. — Anasarque. — Érysipèle gangréneux. — Autopsie. — Néphrite albumineuse avec dégénération amyloïde et augmentation de volume du rein.*

Brierre Jules, vingt-neuf ans, blond, tempérament lymphatique, entre le 4 février 1864 dans le service de M. le docteur Pidoux.

Cicatrices nombreuses et adhérentes au voisinage des articulations tibio-tarsiennes du coude et du poignet du côté gauche.

Depuis trois mois, toux quinteuse ; crachats mêlés de filets de sang ; peu de temps après, ses membres inférieurs deviennent œdémateux, et toute la peau ne tarde pas à être infiltrée. Il n'a jamais eu de douleurs lombaires ni d'hématurie. A son entrée à l'hôpital, le visage est bouffi, d'une pâleur mate. Les urines sont de couleur jaune clair, fortement albumineuses, contenant au microscope des cellules épithéliales granuleuses et des cylindres dits fibrineux. La quantité de l'urine rendue en vingt-quatre heures ne paraît pas augmentée. Le besoin de miction est un peu plus fréquent. L'appétit est conservé, et il n'y a de vomissements que si le malade ingère un peu plus d'aliments qu'à l'ordinaire. Il tousse un peu et expectore des crachats muqueux. A l'auscultation : râle sous-crépitant dans les deux poumons. La peau est sèche, il n'y a pas de fièvre. Le malade succombe le 17 février à un érysipèle qui a envahi la peau œdématiée des bourses et des cuisses.

Après l'*autopsie*, M. Lévy me remit les reins pour les examiner. Ils étaient énormes, un peu aplatis transversalement, mesuraient 18 centimètres dans leur diamètre longitudinal. La capsule fibreuse se laisse facilement enlever. La surface du rein est lisse, sans enfoncements ni irrégularités. Sa coloration est blanc jaunâtre ou grisâtre. Sa consistance est pâteuse. Sur une surface de section, la surface corticale est très-épaisse, opaque et jaunâtre comme la surface. Il n'y a pas de sang sur la coupe, ni de congestion apparente des vaisseaux. Ceux-ci paraissent exsangues et les glomérules de Malpighi, assez gros, sont à l'œil nu transparents et réfringents. La substance des pyramides est peu injectée.

La solution d'iode, versée sur la substance corticale, colore immédiatement en brun les vaisseaux et les glomérules. Les coupes minces colorées par l'iode ont été examinées au microscope pendant qu'on ajoutait une goutte d'acide sulfurique, et nous avons obtenu, soit une couleur d'un rouge tirant sur le violet, soit une couleur violette en certains points, ou simplement une coloration plus foncée. La réaction ne s'est donc pas accomplie complétement.

Examinés sur des préparations non colorées, les vaisseaux artériels paraissent transparents et réfringents. Leurs surfaces de section sont rigides, et leurs parois épaisses en même temps que transparentes. Avec un fort grossissement (220 diam.), on voit que les éléments transversaux de ces artères sont pâles, peu marqués sur leurs bords et finement granuleux. L'addition d'acide acétique n'y démontre pas, comme cela aurait lieu sur une artériole normale, les noyaux allongés des éléments musculaires transversaux. Les capillaires n'étaient pas altérés.

Sur ces mêmes coupes, on peut constater une lésion très-manifeste du parenchyme rénal, lésion qui lui donne la coloration blanc jaunâtre que possède la substance corticale. Cette lésion consiste dans une dilatation des canalicules urinifères de la substance corticale qui sont remplis par des cellules volumineuses et granuleuses. Les tubes mesurent en diamètre de 0,075 à 0,090. Les cellules épithéliales qui y sont contenues sont granuleuses et distendues, on en voit qui mesurent de 0,015 à 0,020 et qui contiennent deux noyaux. En d'autres points, on ne voit que les noyaux ovoïdes, mesurant 0,009 de longueur sur 0,003 de largeur, qui sont généralement enveloppés par une matière également granuleuse. En ajoutant de la solution de soude, les granulations contenues dans les cellules et les noyaux ne tardent pas à se dissoudre, au moins en partie, et il ne reste alors que des granulations et des globules huileux, généralement petits et peu nombreux.

Les éléments précédents, noyaux et cellules, remplissaient presque partout complétement la lumière des canalicules.

Ainsi dans ce cas, l'hypertrophie considérable du rein est due à la dégénérescence dite amyloïde des vaisseaux artériels et des glomérules de Malpighi, avec dilatation des tubes urinifères contournés et remplissage de ceux-ci par des cellules granuleuses et hypertrophiées.

Obs. VII. — *Tuberculose pulmonaire. — Néphrite albumineuse avec altération amyloïde des vaisseaux.*

Le 7 mars 1864, M. Lévi me remit, pour les examiner, deux reins provenant d'un malade dont les urines, fortement albumineuses, contenaient une grande quantité de cylindres hyalins. Ces deux reins étaient aplatis transversalement et inégalement hypertrophiés : l'un d'eux pesant 180 grammes et l'autre 230 grammes. La capsule fibreuse, très-amincie, était adhérente.

Leur surface est tantôt parfaitement lisse, tantôt un peu mamelonnée.

Leur couleur est jaunâtre, opaque : on y voit, en regardant de très-près, de petits points transparents qui sont les glomérules Les vaisseaux ne paraissent pas congestionnés.

Sur une coupe des reins, la substance corticale est élargie partout, à la surface comme entre les pyramides. Elle présente de petites flaques ou îlots granuleux, irréguliers, mal arrêtés à leurs bords dont la couleur est d'un jaune opaque. Sur cette coupe, on voit aussi que les vaisseaux de la substance corticale sont peu colorés et que les glomérules sont transparents. La substance des pyramides est rosée, normale. On n'obtient pas du mucus puriforme en pressant le sommet des cônes. La muqueuse du bassinet est un peu injectée.

Après avoir fait des coupes minces de la substance corticale et les avoir colorées par la solution iodée faible, les glomérules et les vaisseaux les plus petits prennent une teinte brune qui, après addition d'acide sulfurique, passe lentement par les colorations verte, bleue, violette, rouge. Cette réaction s'opère très-facilement et sur toutes les coupes. Les vaisseaux qui se colorent ainsi et les glomérules n'offrent au microscope qu'un aspect réfringent, sans granulations graisseuses ni pigment d'aucune sorte. Leurs noyaux sont seulement mal arrêtés à leurs bords.

Les lésions du parenchyme sont les suivantes : les tubes contournés sont larges et remplis de cellules grosses et granuleuses. En les examinant spécialement aux points les plus jaunes à l'œil nu, on voit qu'ils sont remplis par des cellules distendues, vésiculeuses, énormes, ou par des corps granuleux contenant des granulations graisseuses, ainsi que par des granulations graisseuses libres.

On vient de lire deux exemples de reins hypertrophiés ; on a remarqué que, ni les vaisseaux capillaires, ni les parois propres des tubes urinifères, ni les cellules n'étaient colorés par la solution iodée. Il n'en est plus de même de la seconde variété avec atrophie du rein, et granulations de la surface ; là, les vaisseaux capillaires et les parois propres des tubes urinifères sont infiltrés habituellement par la même matière susceptible de se colorer par l'iode ; et même, bien que très-rarement, on a vu (Friedreich) les cellules épithéliales altérées comme le sont celles du foie dans la même maladie cireuse.

L'observation suivante, présentée par nous à la Société de biologie (Compte rendus, année 1863, p. 31), est un exemple de cette seconde variété. Nous n'en extrayons que ce qui touche l'autopsie.

OBS. VIII. — *Accidents scrofuleux multiples, lupus térébrant de la face, albuminurie, dégénération amyloïdes du foie et des reins.*

Le cœur et le péricarde sont sains. La plèvre gauche présente un demi-verre environ de sérosité louche dans laquelle nagent des flocons fibrineux. La plèvre pariétale et pulmonaire présente des concrétions fibrineuses molles, non organisées, et des granulations tuberculeuses transparentes ou opaques disséminées et peu nombreuses.

Le poumon gauche offre à son sommet plusieurs excavations de différent volume; autour d'elles, pneumonie tuberculeuse à différentes périodes.

Le poumon droit renferme aussi à son sommet plusieurs cavernes.

Bronches pleines de liquide purulent et aéré. Ulcération de l'épiglotte à son bord supérieur, qui a mis à nu le cartilage. Ulcération de la surface d'une pièce de 20 sous au-dessous des cordes vocales inférieures.

Le foie dépasse de la largeur de la main le rebord inférieur des cartilages costaux à leur partie interne ; il occupe la région épigastrique et hypochondriaque gauche ; son poids est de 2 kil. 30 gr.; sa surface est granuleuse ; sur cette surface on voit les points anémiés cireux ; sur la coupe, on reconnaît aussi des îlots de matière opaline, un peu transparente, comme la cire vierge. Ces parties prennent une coloration brun foncé par la solution aqueuse d'iode.

La rate est très-grosse et pesante ; son diamètre longitudinal est de 15 centimètres ; la surface de sa coupe est résistante, sans qu'on voie à l'œil nu des points cireux ; son poids est de 448 grammes.

Les reins sont petits ; leur capsule se détache facilement ; leur surface est granuleuse et mamelonnée ; leur couleur est d'un jaune brun qui offre une certaine ressemblance avec la couleur transparente de l'ambre jaune. Sur cette surface, aussi bien que sur la coupe, on peut reconnaître que les glomérules de Malpighi sont gros, brillants, réfringents et saillants. En versant de la solution d'iode sur la surface de coupe, les glomérules et artérioles se colorent en brun foncé.

Ulcérations tuberculeuses de l'intestin, arthrite fongueuse du coude gauche.

Examen microscopique du foie et du rein. — Sur des coupes minces du foie, lavées, puis traitées par l'iode, il était assez difficile, au premier abord, de préciser les points malades, surtout parce que l'altération amyloïde était tellement avancée qu'il existait des plaques irrégulières, de la largeur de 2 à 3 millimètres, complétement envahies ; mais, dans les points les moins malades, on voyait à un grossissement de 20 diamètres, soit des anneaux bruns de matière amyloïde placés autour de la coupe transversale des vaisseaux extralobulaires, soit le dessin de ces mêmes vaisseaux se ramifiant de la périphérie au centre des lobules. Les parois de ces vaisseaux étaient elles-mêmes épaissies et colorées. Quant à la question de savoir si ces ramifications vasculaires appartenaient à la veine-porte ou à l'artère hépatique, c'est ce que mes préparations ne m'ont pas permis de résoudre. Dans les parties les plus altérées, la veine centrale des lobules était entourée par un anneau de cellules hépatiques envahies par la dégénération amyloïde.

A des grossissements plus élevés, de 300 à 400 diamètres, les cellules du foie qui se coloraient en brun présentaient une réfringence spéciale ; elles étaient grosses, dilatées et brillantes. Les autres cellules hépatiques avaient subi la dégénérescence graisseuse ; il n'y avait pas dans leur intérieur de pigment biliaire.

Le rein, examiné dans sa partie corticale sur des coupes minces, montrait à 80 diamètres les corpuscules de Malpighi très-saillants et réfringents. Après les avoir colorés par une solution aqueuse diluée d'iode, on pouvait parfaitement suivre l'altération dans les artérioles afférentes et constituantes des glomérules.

Quant aux tubes urinifères de la substance corticale, ils étaient petits, leur capsule propre était, en certains points, le siége de l'altération.

Les cellules épithéliales étaient peu nombreuses et remplies de fines granulations.

Le tissu cellulaire du rein (1) m'a paru plus épais qu'à l'état normal, réfringent et coloré presque partout par l'iode.

Il est infiniment probable que les reins amyloïdes atrophiés ne sont qu'un degré avancé de l'altération qui aurait débuté par un rein hypertrophié.

En effet, le volume du rein est déterminé par les variations de volume des tubuli, et ceux-ci sont toujours, dans les néphrites albumineuses, distendus avant de s'atrophier ; si l'on trouve quelquefois dans le dernier degré d'atrophie des reins cireux, les cloisons de séparation des tubuli un peu épaissies, ainsi que la capsule des glomérules, cette lésion est si peu marqué qu'on ne peut lui attribuer une grande importance.

(1) Dans cette observation, le mot de tissu cellulaire du rein signifie simplement tissu qui forme les cloisons entre les tubes urinifères et nous savons que les capillaires y entrent pour la plus large part.

Les variations de la quantité des urines émises, suivant qu'on les mesure au commencement et à la fin de la dégénération amyloïde du rein, sont en relation avec les altérations des vaisseaux qui vont croissant et avec le volume du rein qui, au contraire, va en diminuant. L'imperméabilité des vaisseaux, et l'atrophie du rein, rendent très-faible la quantité d'urine qui filtre dans le dernier degré de l'affection, tandis qu'au contraire l'urine est plus abondante qu'à l'état normal au début de l'altération amyloïde. M. Grainger-Stewart a insisté avec raison sur ce fait (*loc. cit.*, 1864).

Ces urines présentent toujours une grande quantité de cylindres hyalins, mais nous n'avons rien vu dans ces sédiments qui pût faire reconnaître qu'on avait affaire à l'altération cireuse ; il nous a été impossible de trouver des cellules qui se colorent par l'iode, ainsi que paraît l'avoir vu M. Grainger-Steward, et l'extrême rareté de l'altération amyloïde des cellules épithéliales du rein nous explique très-bien pourquoi nos recherches sur ce point sont restées infructueuses.

Lorsque c'est la syphilis qui cause l'altération amyloïde du rein, on peut trouver à l'autopsie des gommes de cette glande semblables à celles du testicule et du foie.

Obs. IX. — *Gommes syphilitiques et cirrhose du foie. Gommes et altération amyloïde du rein.*

Au commencement de l'année 1864, mon excellent collègue M. Augros me pria d'examiner le foie et les reins d'une femme âgée morte dans le service de M. Moissenet, après avoir eu pendant la vie de l'albuminurie et de l'anasarque.

Le foie est plus petit qu'à l'état normal, bosselé à sa surface, qui est, à la face inférieure surtout, soulevée par de petites tumeurs saillantes de la grosseur d'un petit pois. Sur une coupe, on voit un assez grand nombre de petites tumeurs sphériques jaunâtres, entourées d'une zone semi-transparente, isolées ou réunies en groupe de la grosseur d'une lentille à un petit pois. Ces tumeurs sont extrêmement dures, résistantes, comme le serait un tissu fibreux. Leur forme la plus remarquable est celle qu'elles affectent dans leur groupement régulièrement sphérique. Le tissu hépatique qui les entoure est extrêmement résistant. En enfonçant avec force le bout du doigt on ne peut y pénétrer. Le centre des lobules est rougeâtre, et le bord le plus externe du lobule est rosé. Là se trouve une grande quantité de tissu conjonctif nouveau (cirrhose).

Les reins sont gros; leur surface est généralement lisse, la capsule mince et peu adhérente. Sur l'un des reins on voit saillir à la surface de petites tumeurs exactement semblables aux précédentes, relativement à leur volume, leur coloration et leur densité. Ces tumeurs sont au nombre d'une vingtaine et groupées en certains points les unes auprès des autres. Elles siégent toutes dans la substance corticale; presque toutes sont saillantes à la surface du rein; les autres se voient sur les coupes de l'organe. Elles n'existent que dans un seul rein. A un grossissement de 20 diamètres, on voit que la gomme est constituée par deux parties, l'une qui est une zone périphérique transparente à un faible grossissement et qui consiste en corpuscules hypertrophiés de tissu conjonctif, en noyaux, cytoblastions et corps fibro-plastiques; l'autre, opaque à un faible grossissement, qui est composée des mêmes éléments en dégénération graisseuse. Au centre de cette dernière partie, on reconnaît des glomérules de Malpighi. Dans la zone périphérique existent encore ces mêmes glomérules, séparés seulement là par une hypertrophie et hyperplasie du tissu conjonctif. Entre les glomérules, les vaisseaux urinifères sont atrophiés, petits, et l'on voit aussi dans ces mêmes parties, sur des coupes, de petits amas de noyaux avec une membrane enveloppante commune, qui paraissent être les vaisseaux sanguins préexistants oblitérés par épaississement de leurs tuniques.

Indépendamment des tumeurs gommeuses, les deux reins sont, comme je l'ai dit, gros et généralement lisses à leur surface. Cette surface est de coloration jaunâtre. En regardant de près, on voit sur cette surface de petits grains transparents qui sont les glomérules de Malpighi.

Sur une coupe, la substance corticale est très-large et épaisse. On y voit de petites plaques ou granulations diffuses de coloration jaunâtre. En outre, les glomérules y apparaissent comme de petits grains transparents. Les vaisseaux sont peu injectés. La substance corticale est rougeâtre comme à l'état normal.

Après avoir fait des coupes minces de la substance corticale et les avoir traitées par la solution faible d'iode, on colore les glomérules et les petits vaisseaux artériels en rouge brun. —En ajoutant une goutte d'acide sulfurique, on voit toutes les parties, glomérules et vaisseaux d'abord bruns, passer lentement par les colorations vert, bleu, violet, rouge. En lavant la préparation pendant la réaction, on peut conserver ensuite pendant plusieurs jours dans la glycérine la coloration qu'elle avait au moment du lavage.

Telle est la lésion des vaisseaux; quant à celle des tubes urinifères contournés dans les parties jaunâtres de la substance corticale, elle a été représentée fig. IV à un grossissement de 200 diamètres.—Les tubes urinifères sont gros; ils sont opaques à un faible grossissement, et contiennent des cellules épithéliales distendues, vésiculeuses, et presque toutes infiltrées de granulations graisseuses. Les tubes urinifères contournés atteignent le diamètre de 0,066; les cellules qu'ils contiennent sont tantôt de l'épithélium pavimenteux à noyau arrondi ou ovoïde, infiltré de granulations graisseuses, tantôt de grands corps granuleux qui ont jusqu'à 0,024 de diamètre et qui sont des cellules épithéliales gonflées, vésiculeuses, sans noyau visible, contenant soit des granulations transparentes incolores, soit des granulations graisseuses.

En résumé, les modifications du rein amyloïde présentent au point de vue de l'aspect extérieur deux degrés : le premier avec augmentation de volume du rein ; le second avec atrophie et formation de granulations ; et au point de vue du résultat combiné de la teinture d'iode et de l'acide sulfurique, deux formes ; l'une, où l'on obtient seulement une couleur brun-rouge des parties altérées ; l'autre, où l'on voit se produire la série des colorations verte, bleue, violette, etc.

§ V. *Des sédiments de l'urine, et en particulier des cylindres formés dans les tubes urinifères.*—Le sédiment qui se dépose au fond du verre contenant une urine albumineuse est plus ou moins abondant, mais presque toujours appréciable. Il est formé, soit de sels cristallisés (oxalates, phosphates, etc.), soit d'acide urique, soit de sels amorphes (urates), soit d'éléments figurés ou amorphes de nature organique. Nous n'aurons en vue que ces derniers. Ce sont des cellules de l'urèthre, de la vessie, des urétères, du bassinet ; des leucocythes, des globules muqueuses, et enfin, des éléments provenant du contenu des tubes urinifères. Nous n'étudierons que ces derniers, qui sont les seuls en rapport avec notre sujet.

Les cellules épithéliales du rein se reconnaissent facilement à leur diamètre, de beaucoup inférieur aux cellules de la vessie et des bassinets, et aux caractères que j'ai indiqués page 14. L'épithélium rénal est généralement altéré, granuleux, infiltré de granulations protéiques ou graisseuses ; mais ces éléments n'ont pas une grande importance pour le diagnostic de l'albuminurie, à moins qu'ils n'affectent une disposition en forme de cylindre, de façon à représenter le moule interne d'un tube urinifère. On les appelle alors *cylindres épithéliaux* (*epithelial casts of the uriniferous tubes*). L'un d'eux est représenté fig. 8.

Dans un grand nombre d'urines normales, on rencontre des cylindres très-pâles formés d'une matière amorphe finement granuleuse, et qui sont mal limités à leurs bords. Ils tiennent souvent en suspension des cellules rénales ou des leucocythes ; Funke, qui les a représentés dans son atlas planche XVII, fig. 4 (1), les regarde comme formés par de la mucine. Ce sont les *cylindres muqueux* qui n'ont aucune valeur, mais qu'il est facile de confondre avec les cylindres hyalins. Les cylindres hyalins s'en distinguent parce qu'ils ont des bords bien arrêtés qui se dessinent par une ligne très-nette, ainsi qu'on peut le voir dans les fig. 9, 10 et 11.

Quelquefois, dans les urines qui contiennent un dépôt riche en globules sanguins (O. Funke), dans les fièvres, au début ou dans les recrudescences de la néphrite albumineuse, il existe des cylindres composés d'une matière finement granuleuse qui s'éclaircit et se gonfle par l'acide acétique, et qui contiennent dans leur intérieur des globules rouges du sang. Ce sont là des cylindres réellement *fibrineux avec des hématies*. Ils indiquent une hémorrhagie, la rupture de quelques capillaires et un épanchement sanguin dans l'intérieur de tubes urinifères.

Les éléments de beaucoup les plus importants pour le diagnostic et le pronostic de l'albuminurie sont les *cylindres hyalins* (*waxy*, *hyaline casts*) (2). Il est vrai qu'on peut en trouver dans les urines normales, ainsi que le pense M. Robin et que nous en avons rapporté un exemple page 15; mais ils sont alors très-rares, et leur présence en grande quantité permet de poser sûrement le diagnostic de la néphrite albumineuse. Ils sont très-faciles à reconnaître lorsque après avoir laissé reposer quelques heures une urine dans un verre conique, on prend le dépôt avec une pipette. Il est plus facile, pour les chercher, d'employer un grossissement de cent diamètres qu'un grossissement plus fort, parce que la distance focale de la lentille permet d'examiner l'urine sans la recouvrir par le verre mince. Lorsqu'en effet on appuie le verre mince sur la goutte d'urine à examiner, tous les cylindres peuvent filer en dehors de la plaque de verre. Ces cylindres sont transparents, homogènes, droits ou contournés, à bords parallèles marqués par une ligne sombre ; leur longueur est variable et Odman-

(1) *Atlas der physiologischen Chemie*. Leipzig, 1858, in-4.

(2) Le mot de *waxy cast* qu'emploient le plus souvent les auteurs anglais (Johnson, Todd, Basham, Beale, etc.) pourrait prêter à la confusion, ainsi que le fait remarquer Grainger-Stewart, parce que le mot *waxy* (cireux) s'applique aussi à l'altération amyloïde du rein ; d'ailleurs le mot hyalin rend mieux l'aspect de ces cylindres.

son (1) en a figuré de très-longs, mais, en général, ils ne dépassent pas un millimètre. Leur largeur varie de 0,015 à 0,040. Il est rare que cette largeur dépasse 0,030. Ces cylindres, sur lesquels on a donné, même récemment (2), les opinions les plus étranges, ne sont ni granuleux ni fibrillaires ; ils ne sont pas non plus altérés par l'acide acétique, ce qui doit faire admettre, avec M. Robin, qu'ils ne sont pas composés de fibrine. Aussi ne doit-on pas leur conserver le nom de cylindres fibrineux, que leur avaient donné Reinhardt et Frerichs. On les observe dans tous les cas d'albuminurie, mais ils sont de beaucoup plus nombreux dans la forme persistante que dans la forme passagère.

Ces éléments sont cylindriques, et la matière homogène de nature protéique qui les forme présente souvent des fêlures transversales, des solutions de continuité représentées dans la figure 10. Très-ouvent ils sont recouverts à leur surface par des cellules granuleuses, ou par des granulations graisseuses libres (fig. 9 et 11). Nous savons, en effet, qu'ils se forment dans la lumière libre qui se trouve au centre des cellules épithéliales dans les tubuli (fig. 2, *g*, *g'*) et qu'ils peuvent entraîner avec eux les éléments qui leur sont contigus. Dans les cas de dégénérescence graisseuse avancée, ils sont recouverts par une couche corticale de granulations graisseuses, comme celui qui est représenté figure 12. Cette variété de cylindres ne s'observe que dans les formes les plus invétérées de la néphrite albumineuse. Les cylindres hyalins, très-larges et très-réfringents, à bords ombrés, à reflet jaunâtre, sont aussi l'apanage exclusif de cette forme grave : le plus souvent, dans la néphrite passagère, les tubes sont étroits, tout à fait transparents, à bords peu accentués. Mais il ne faudrait pas attribuer à ces caractères une valeur exagérée, car, dans la même urine, on peut trouver toutes ces variétés. Parfois on rencontre des cylindres qui présentent, non plus seulement à leur sur-

(1) Odmansson, *Bidrag till kännedomen af urinsediment*. Lund, 1862.

(2) Dans un mémoire inséré dans les *Archives de médecine*, 1855, p. 401, Becquerel regardait ces cylindres comme les parois détachées et condensées des tubes urinifères ; il s'appuyait même sur l'autorité de M. Robin qui se hâta de protester dans la *Gazette des hôpitaux* (même année), Becquerel ajoutait qu'il les avait rencontrés à peine dans le sixième des cas d'albuminurie, ce qui pourrait faire penser qu'il ne les a jamais vus.

face, mais aussi dans leur intérieur, des granulations graisseuses et des cellules. Les gouttelettes huileuses volumineuses de 0,002 à 0,005, contenues dans leur intérieur, doivent faire penser aussi à une lésion profonde du rein.

Les cylindres hyalins peuvent accidentellement montrer à leur surface ou dans leur intérieur des *granulations d'urate de soude,* ou des *cristaux de phosphate*, ou d'*oxalate* à base alcaline, ou d'*acide urique*.

Quelquefois aussi ils sont colorés par de la matière colorante du sang et prennent une teinte jaune brun, ainsi que les cellules épithéliales qui les recouvrent.

Dans l'*ictère*, on trouve aussi des cylindres hyalins ou granuleux qui proviennent des tubes urinifères et qui possèdent dans leur intérieur ou à leur surface des cellules épithéliales. Cellules et cylindres sont dans ce cas colorés en jaune intense par la matière colorante de la bile. On peut distinguer cette variété de la précédente par la réaction spéciale de l'acide nitrique. Il ne faut pas oublier que dans ce cas d'urines ictériques, il peut n'y avoir qu'une quantité insignifiante ou nulle d'albumine. Il en est de même des cas d'empoisonnement par le phosphore, où l'on trouve des cylindres granulo-graisseux.

Quant à la question de décider, par l'examen des sédiments de l'urine, si l'on a affaire à une transformation amyloïde du rein, nous n'avons jamais vu de coloration spéciale des cylindres ou des cellules par la solution iodée. Dans les cas de néphrite avec altération amyloïde, les cylindres hyalins et granuleux nous ont offert les mêmes caractères que dans les autres variétés d'albuminurie.

Ainsi, pour résumer la valeur séméiologique des cylindres hyalins sortis des tubes urinifères, nous dirons que leur présence en grande quantité confirme le diagnostic de néphrite albumineuse; que leur petitesse, leur transparence, la minceur de leurs bords peut faire penser à une albuminurie passagère, et que leur coloration ambrée, leur largeur, les granulations et gouttelettes graisseuses qu'ils contiennent, et la dégénération graisseuse des cellules qui les recouvrent doivent faire admettre une période avancée de la néphrite albumineuse persistante. Nous ne croyons pas qu'il soit possible de diagnostiquer par ce seul signe le degré et la forme de la maladie de Bright d'une façon aussi précise que le disent certains auteurs anglais.

§ VI. *De quelques lésions du rein qui peuvent accompagner la néphrite albumineuse.* — Il existe un groupe d'altérations anatomiques du rein qui, lorsqu'elles sont isolées de la néphrite albumineuse, ne produisent pas l'albuminurie, mais qui viennent quelquefois compliquer les périodes atrophiques de la maladie de Bright. Ces lésions qui, à l'état d'isolement n'apparaissent guère qu'à un âge très-avancé, sont :

1° L'atrophie du rein, avec condensation de son tissu et granulations à sa surface (*nephritis interstitialis* de Beckmann, *gouty kidney* de Todd). La surface du rein, adhérente à la capsule, est rugueuse, chagrinée, granuleuse ; ces granulations se distinguent de celles de la maladie de Bright, parce qu'elles ne sont pas opaques et jaunes, non plus que le tissu rénal qui les entoure. La substance corticale est atrophiée ; les pyramides le sont plus rarement. Les vaisseaux artériels se dessinent sur une surface de section sous forme de lignes blanches, dures et épaisses. Les tubes et les glomérules de la substance corticale sont très-petits, mais leurs cellules ne sont pas altérées notablement.

Les parois propres des tubes, les capsules des glomérules, et les cloisons qui séparent ces éléments les uns des autres sont plus épais qu'à l'état normal. Les noyaux qui entrent dans la composition de ces parois sont beaucoup plus nombreux et plus rapprochés qu'à l'état normal. On voit très-bien cette disposition sur les coupes minces du rein colorées par le carmin et examinées à un grossissement de 200 diamètres ; mais il reste à savoir si l'on doit attribuer cette hypergénèse des noyaux à la paroi des capillaires ou au tissu cellulaire qui les soutient.

Les vaisseaux artériels présentent une multiplication très-évidente des éléments musculaires de leurs parois, portant sur les éléments transversaux. La lumière de ces vaisseaux est rétrécie et leurs parois sont rigides.

Quelle que soit l'interprétation qu'on donne à ces faits d'observation, il en résulte une espèce d'atrophie avec condensation de la trame fibro-vasculaire du rein qu'on peut comparer à la cirrhose du foie, ou à la pneumonie chronique.

L'épaississement de la trame fibreuse se montre souvent, avec ou sans atrophie de l'organe, en complication avec néphrite albumineuse lorsque cette maladie est consécutive à une affection cardiaque. Dans ces cas, le rein est gorgé de sang, très-dur, granuleux. Presque toujours, alors, il existe une cirrhose du foie et une altération analogue de la rate caractérisée par la dureté, l'hypertrophie de l'organe splénique, dues à un épaississement de ses cloisons fibreuses.

L'atrophie du rein portée à un haut degré s'accompagne souvent aussi de pyélite et de cysite. Les substances corticale et tubuleuse peuvent être atrophiées au point de se reconnaître à peine, et de former simplement la paroi d'un kyste, qui n'est autre que le bassinet dilaté. La mort peut survenir alors avec des accidents urémiques. L'examen suivant des reins d'une malade morte avec des accidents cérébraux dans le service de M. le docteur Pidoux, complétera cette description.

Obs. X. — Mon collègue et ami M. Lévi me remit, pour les examiner au microscope, deux reins très-petits, globuleux, ratatinés (*contracted*, *geschrumpft*). Sur le plus petit des deux reins, la surface présente, non-seulement des granulations saillantes, arrondies, semi-transparentes, du volume d'une tête d'épingle, entourées à leur base par un réseau de vaisseaux, mais aussi des plaques déprimées dont la surface paraît finement granulée comme de la peau de chagrin, lorsqu'on la regarde en faisant tomber la lumière obliquement sur elle.

Une surface de section de ce rein montre que la substance corticale est réduite, sur beaucoup de points, à n'avoir plus qu'un millimètre d'épaisseur. Le sommet des pyramides ne se reconnaît plus à une saillie conique, mais seulement à la direction concentrique des tubes. Les calices sont très-dilatés et en communication avec de nombreuses cavités qui ont pris la place de la substance rénale disparue. Le bassinet est aussi très-dilaté ainsi que l'uretère. Ces cavités (calices, bassinet, uretère et kystes) sont remplies par un liquide séreux, louche, grisâtre. La surface muqueuse de ces cavités est altérée diversement suivant les points où on l'examine. La muqueuse de l'uretère et une partie de celle du bassinet est épaissie, de coloration ardoisée. En regardant de près, on y reconnaît une injection vive des vaisseaux, en même temps que le dépôt de pigment dans la couche superficielle. Dans les calices et dans les cavités kystiques de nouvelle formation qui se prolongent dans les colonnes de Bertin, on voit, outre la coloration ardoisée et l'épaississement de la muqueuse, des *plaques saillantes*, *grisâtres*, *adhérentes*, *ressemblant à une pseudo-membrane gangréneuse*. Ces plaques sont résistantes et se laissent difficilement enlever par le grattage.

Examen microscopique. — La substance corticale, dans les points où elle est le moins atrophiée, montre sur des coupes fines les glomérules et les tubes contournés normaux ; leur épithélium est sain. Mais les vaisseaux artériels sont épaissis par la multiplication de leurs éléments transversaux, ils paraissent sous forme de tuyaux rigides et ne se laissent pas aplatir. Les tractus qui forment les cloisons de séparation des glomérules et des tubes (vaisseaux capillaires et tissu cellulaire) sont manifestement épaissis, et leurs noyaux sont plus nombreux et plus gros qu'à l'état normal. Dans les portions affaissées ou la substance corticale est atrophiée au plus haut degré, ou la surface est finement chagrinée, en enlevant une couche mince parallèle à la surface, on ne voit absolument que des glomérules de Malpighi petits et séparés par du tissu cellulaire épaissi, sans tubes urinifères.

La substance des pyramides n'offre de remarquable que l'épaississement des vaisseaux artériels.

Les plaques grisâtres qui se trouvent à la surface des calices présentent des granulations moléculaires, des gouttelettes graisseuses et une grande quantité de cristaux de phosphate de chaux.

Ces plaques ont été examinées sur des coupes perpendiculaires à leur surface, pour étudier leur connexion avec le tissu rénal ; on vit que les vaisseaux capillaires qui se ramifiaient à la surface altérée présentaient une coloration noirâtre, opaque, à un faible grossissement. Ce réseau de capillaires oblitérés se continue dans le tissu sain du rein avec des vaisseaux dilatés et remplis de sang, injectés en rouge. Avec un plus fort grossissement (220 diam.), après avoir traité la préparation par l'acide acétique et la glycérine qui rendent moins opaque le contenu de ces capillaires oblitérés, on reconnaît que leur contenu est formé par des granulations fines, fibrineuses, sans globules sanguins.

En résumé, atrophie du rein, néphrite interstitielle, dilatation des calices, du bassinet et de l'uretère avec *des plaques gangréneuses des calices au niveau desquelles les capillaires sont oblitérés par un coagulum fibrineux.*

2° Cet état est presque toujours accompagné de la formation de kystes à la surface et dans l'intérieur de la substance corticale. Ces kystes sont plus ou moins volumineux ; ils n'ont pas la moindre importance lorsqu'ils sont peu nombreux. Il n'entre pas dans mon faire leur histoire ; je rappellerai seulement que, d'après la plupart des anatomistes (Rokitansky, Virchow, Broca), ils proviennent ou de la dilatation de la capsule d'un glomérule ou de la dilatation d'un tube urinifère. Lorsque les kystes sont très-petits, ils peuvent, lorsqu'ils sont remplis d'un liquide blanchâtre, simuler des abcès métastatiques.

3° Les altérations athéromateuses des vaisseaux artériels du rein. Cette lésion, qui porte sur les branches visibles à l'œil nu, peut exister sans albuminurie dans les cas d'athérome généralisé des gros vaisseaux. C'est le plus souvent une altération sénile.

4° On voit très-souvent, à la surface des reins atteints de néphrite albumineuse persistante avec granulations de Bright, de petits points blanchâtres visibles à l'œil nu quand on regarde avec attention. Ces petits points opaques, examinés à un grossissement de 50 diamètres, se montrent formés par une agglomération de granulations qui rendent toute la masse noire à la lumière directe, blanche à la lumière réfléchie. Lorsqu'on ajoute une goutte d'acide chlorhydrique, ces granulations se dissolvent avec effervescence, et on voit paraître à leur place la capsule et le bouquet artériel plus ou moins altéré d'un glomérule. C'est une sorte d'incrustation calcaire des glomérules qui se montre quelquefois aussi sans la maladie de Bright dans l'altération sénile du rein.

5° Les oblitérations des branches artérielles du rein, soit à la suite d'embolies, soit à la suite d'altérations de l'aorte et de l'artère rénale. Toute une portion du rein est alors grisâtre, opaque. Ces infarctus sont généralement coniques, à base répondant à la surface du rein. Les éléments rénaux (tissu conjonctif et cellules épithéliales) sont infiltrés de granulations graisseuses, et, parfois, ainsi que j'ai eu l'occasion d'en voir un très-beau cas cette année (1), toutes les artérioles et tous les capillaires de la partie sont oblitérés par de la fibrine.

6° Les oblitérations de la veine rénale qui peuvent à elles seules produire l'albuminurie, et qui viennent quelquefois en hâter la terminaison ultime.

7° Les dépôts d'acide urique et d'urate de soude dans la substance tubuleuse et corticale du rein. Ces derniers siégent dans l'intérieur des tubuli, d'où ils s'irradient sous forme d'aiguilles cristallisées se montrant comme des lignes blanches parallèles à la direction des tubes droits. Ils caractérisent la néphrite albumineuse de nature goutteuse (Garrod) (2).

8° Les abcès métastatiques, la pyélo-cystite qui sont très-rares dans la néphrite albumineuse.

9° Les granulations tuberculeuses et cancéreuses de la surface du

(1) Présentation faite en 1864 par M. Lamarre à la Société anatomique.

(2) Voy. aussi Charcot et Cornil, *Contributions à l'étude des lésions anatomiques de la goutte.* Germer Baillière, 1864.

rein. Elles siégent à leur début dans la trame de l'organe et sont extérieures aux tubuli. Elles ne consistent pas, comme les granulations de la maladie de Bright, dans des modifications se passant à l'intérieur des tubuli. Elles aboutissent en outre à des formations de cytoblastions dans un cas, de cellules à gros noyau dans l'autre, qu'il est impossible de confondre avec les granulations de la néphrite albumineuse.

§ VII. *Lésions des viscères dans l'albuminurie.* — Pour compléter l'anatomie pathologique de l'albuminurie, je devrais passer en revue les altérations des autres organes, foie, rate, tube intestinal, poumons, cœur, cerveau, rétine, qui sont souvent consécutivement malades. Mais ici les faits qui me sont personnels sont trop peu nombreux pour fournir les éléments d'une statistique. Les autopsies qui se trouvent relatées dans les ouvrages des auteurs français sont généralement trop incomplètes pour y suppléer, et je serais forcé de reproduire les conclusions de Frerichs et de Rosenstein. Mais en me servant même de ces matériaux, je n'arriverais pas au but que je voudrais atteindre, de distinguer les maladies antérieures à la lésion rénale de celles qui lui sont consécutives ; je ne pourrais jamais décider si les lésions trouvées à l'autopsie ont causé la néphrite ou sont, au contraire, causées par elles. Je signalerai seulement, comme résultant des statistiques allemandes, l'hypertrophie du cœur, qui se montre quatre-vingt-dix-neuf fois, quarante et une fois avec lésions valvulaires et quarante-deux fois sans lésion des orifices, sur les deux cent quatre-vingt-douze observations relevées par Frerichs, et vingt-six fois, d'après le relevé de Rosenstein, qui porte sur cent quatorze cas d'albuminurie. De ces vingt-six cas d'hypertrophie, treize existaient sans lésions valvulaires ; plusieurs avaient été observés au premier degré de la maladie de Bright. La péricardite existait trente fois, en additionnant les faits de ces deux relevés.

Les altérations du foie et de la rate sont aussi extrêmement fréquentes dans la néphrite albumineuse, et il semble qu'il y ait une relation directe entre les maladies de ces deux organes et du rein. Nous avons déjà signalé la fréquence de l'altération amyloïde simultanée de ces trois viscères ; nous avons aussi montré que l'épaississement du tissu conjonctif du rein, la néphrite intestitielle s'accompagnait de la cirrhose du foie et de la rate, dans les cas de maladies du cœur et de gêne du retour du sang veineux dans les cavités droites. Très-souvent, dans la néphrite albumineuse persistante, le foie est en dégénération graisseuse complète, ou présente cette dégénération graisseuse de la partie périphérique des îlots hépatiques avec congestion du centre des îlots qu'on appelle foie muscade. Dans la néphrite albumineuse passagère, que l'on observe dans la fièvre typhoïde et la fièvre puerpérale, les cellules du foie deviennent plus volumineuses, troubles, vésiculeuses ; elles contiennent deux ou trois noyaux, et cet état se termine par une dégénération graisseuse des cellules. Aussi le foie est-il presque toujours altéré dans les autopsies de maladies de Bright, et sur les cent quatorze cas de Rosenstein, on en trouve soixante-cinq où le foie est atteint des lésions diverses dont je viens de parler.

La rate est tuméfiée dans la moitié au moins des cas de maladie de Bright.

Parvenu aux termes de ce travail, je crois pouvoir en formuler les conclusions de la façon suivante (1) :

1° La congestion rénale ne suffit pas pour produire l'albuminurie; pour que l'albumine passe dans l'urine, il est nécessaire qu'avec la congestion coexiste une lésion anatomique des cellules épithéliales des tubuli.

2° Cette lésion des cellules épithéliales, qu'on trouve constamment dans toute albuminurie pathologique, quelque légère, quelque passagère qu'elle soit, consiste dans la tuméfaction trouble des cellules épithéliales remplies d'abord de granulations protéiques, puis de granulations graisseuses. Cet état du contenu des tubes urinifères se rencontre : *a*, dans la néphrite albumineuse passagère; *b*, dans la néphrite albumineuse persistante.

3° La néphrite albumineuse passagère (*nephritis catarrhalis* de Virchow et Rosenstein) s'observe très-souvent dans la fièvre typhoïde, le typhus, le choléra, la fièvre puerpérale, l'érysipèle, etc. Elles est caractérisée par l'état des cellules dont nous venons de parler.

(1) Ces conclusions ont été données à la Société de biologie, septembre 1864, et reproduites dans la *Gazette médicale* du 12 novembre 1864.

4° La néphrite albumineuse persistante ou parenchymateuse comprend trois formes :

a La néphrite albumineuse simple qui peut succéder à la forme précédente, et qui en diffère seulement par des lésions plus profondes, plus générales, débute par une tuméfaction trouble des cellules et se termine par leur transformation complète en granulations graisseuses. C'est la plus fréquente de toutes les lésions du rein qui causent l'albuminurie.

b. La néphrite albumineuse avec dégénération graisseuse des vaisseaux (artères, vaisseaux des glomérules, réseau capillaire). Bien que ces lésions puissent exister avec une néphrite albumineuse simple, on trouve en même temps, dans le plus grand nombre des cas, une atrophie commençante du rein et des granulations brightiques ; ces granulations de la substance corticale du rein, toujours causées par l'atrophie des tubuli qui entourent la granulation, tandis que dans le nodule lui-même les tubuli et les glomérules conservent leur volume normal, n'ont pas besoin pour se produire de l'hypergenèse du tissu conjonctif du rein. On peut distinguer deux espèces de granulations du rein, suivant que le tissu même de la granulation est plus ou moins altéré que les parties qui l'entourent. Cette forme de maladie du rein succède toujours à la précédente.

c. La néphrite albumineuse avec la dégénération dite amyloïde des vaisseaux. Il en existe deux variétés, suivant que les parties altérées se colorent seulement en brun par l'iode et l'acide sulfurique, ou passent au contraire par toute la série des couleurs du prisme. Cette forme succède parfois à la forme (*a*) et n'en est qu'une complication.

5° Les cylindres épithéliaux et hyalins se rencontrent dans tous les cas en grand nombre dans l'urine des albuminuriques; ils peuvent se rencontrer, mais alors ils sont très-rares dans l'urine normale. Les cylindres hyalins et encroûtés de granulations graisseuses ont seuls de la valeur pour le diagnostic des degrés avancés de la néphrite albumineuse persistante ou parenchymateuse.

6° La dégénération graisseuse des cellules peut se rencontrer dans les tubuli, bien qu'il n'y ait pas ou qu'il y ait très-peu d'albumine; ains que cela s'observe surtout dans les cas d'empoisonnement par le phosphore et dans l'ictère très-prononcé, quelle qu'en soit du reste la cause.

EXPLICATION DES FIGURES.

FIG. 1 (40 diamètres). Coupe parallèle à la surface du rein, et passant à travers une granulation. La granulation comprend toute la partie circulaire et claire qui occupe le centre de la figure. En comparant les tubes (*a*) et les glomérules (*b*) qui composent la granulation avec les tubes *c*, *c'* et les glomérules *b'* qui se trouvent dans le tissu rénal qui environne la granulation, on voit que les premiers éléments *a* et *b* sont deux ou trois fois plus volumineux que les seconds *c*, *c' b'*. De plus, les tubes *b'* sont opaques et noirâtres à un faible grossissement, ce qui indique qu'ils contiennent des granulations graisseuses, tandis que les tubes *a* situés dans la granulation sont normaux. Les lignes granuleuses *d* représentent des vaisseaux dont la paroi est infiltrée de granulations graisseuses. Cette dernière particularité ne peut être nettement vérifiée qu'avec un grossissement plus fort.

FIG. 2 (420 diamètres, object. 9, à immersion de Hartnach oc. 2). Coupe passant à travers une granulation du rein perpendiculairement à la direction des tubes. Dans ce cas, les tubuli qui composent la granulation sont altérés, mais le sont moins que ceux qui forment le tissu périphérique à la granulation. L'un de ces tubes est rempli complétement par des cellules troubles *f* renfermant des granulations protéiques et graisseuses situées au milieu d'un liquide exsudé également granuleux. Au centre de deux de ces tubes, on voit en *g* et *g'* des cercles granuleux qui sont la coupe horizontale de cylindres hyalins. Le tube représenté en *l* appartient au tissu périphérique à la granulation. Il est atrophié et rempli de gouttelettes huileuses; *h* noyaux des capillaires.

FIG. 3 (70 diamètres). Coupe d'un rein, présentant les lésions de la néphrite albumineuse simple dans le second degré, c'est-à-dire en dégénération graisseuse. Les glomérules *b* sont transparents et parfaitement sains, tandis que les tubuli sont opaques et laissent mal traverser la lumière, ce qui tient aux granulations graisseuses qu'ils renferment. Pour juger de l'altération, on peut comparer cette opacité des tubes avec ceux qui sont sains et transparents dans la figure 1 en *a* : en *v* on voit la coupe transversale d'une artère.

FIG. 4 (200 diamètres). *m* paroi d'un tube qui renferme des cellules granuleuses et distendues *e*.

Fig. 5 (200 diamètres). Tubes urinifères atrophiées situés à la périphérie d'une granulation. Ils renferment eux-mêmes des cellules e' très-petites. On peut bien juger de l'atrophie des tubes et des cellules en les comparant avec les mêmes éléments de la figure 4, qui est dessinée au même grossissement. Le tube urinifère n, très-mince, contient seulement dans son intérieur quelques granulations graisseuses.

Fig. 6 (200 diamètres). Bouquet artériel d'un glomérule : v, vaisseau afférent; p, granulations graisseuses situées sur les branches de division v' de l'artère; o, corps granuleux.

Fig. 7 (200 diamètres). Vaisseaux capillaires situés entre les tubes urinifères et présentant sur leurs parois des granulations graisseuses : r, noyaux.

Fig. 8 à 12 (200 diamètres). Cylindres épithéliaux, hyalins et fibrineux pris dans les dépôts urinaires.

Fig. 9. Cylindre épithélial.

Fig. 10. Cylindre hyalin ayant à sa surface deux noyaux et une petite cellule.

Fig. 11. Cylindre hyalin dans lequel la substance protéique qui le constitue présente des solutions de continuité.

Fig. 12. Cylindre hyalin recouvert de granulations fines graisseuses et de cellules granuleuses.

Fig. 13. Cylindre hyalin entouré par des granulations graisseuses en grande quantité, formant par leur réunion une enveloppe complète et épaisse.

BIBLIOTHÈQUE IMPÉRIALE

FIN.

Paris. — Imprimerie de E. Martinet, rue Mignon, 2.

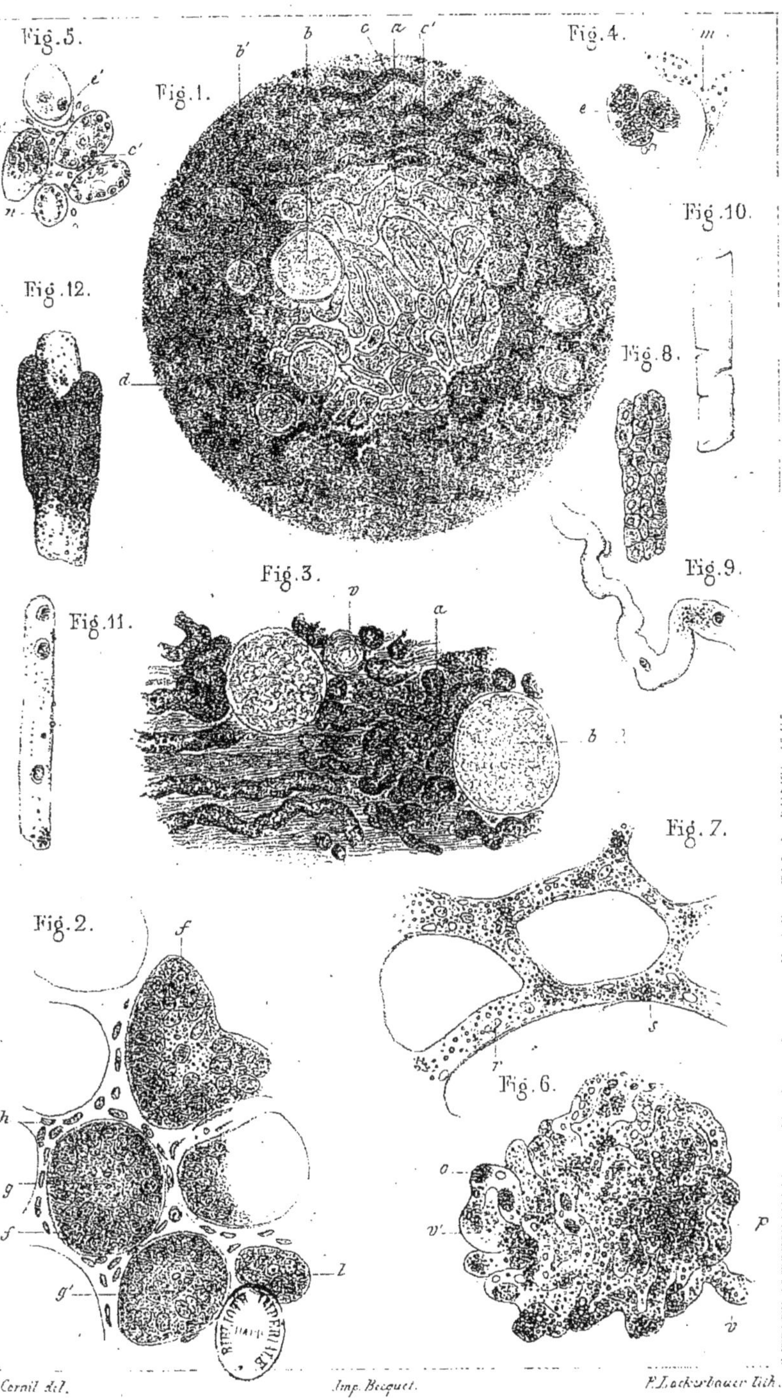

Cornil del. Imp. Becquet. E. Lackerbauer lith.

Lésions du Rein dans l'Albuminerrie.

Germer Baillière, Libraire à Paris.

www.ingramcontent.com/pod-product-compliance
Ingram Content Group UK Ltd.
Pitfield, Milton Keynes, MK11 3LW, UK
UKHW020958180726
13838UKWH00003B/1382